Illy

Ernährung bei Gicht

maudrich. gesund essen

Alexandra Illy

Ernährung bei Gicht

maudrich

Eine geschlechtergerechte Schreibweise wird in diesem Buch vorwiegend durch die Verwendung der Schreibung mit Doppelpunkt : realisiert. Ist eine korrekte, alle Endungen berücksichtigende Schreibung auf diese Weise nicht möglich oder erfordert sie Ergänzungen, die den Lesefluss hemmen, so wird – stellvertretend für alle Geschlechter – die weibliche Form gewählt.

TREE ONE FOR TITLE

Mit der Erscheinung dieses Buches haben wir **zusammen mit der Druckerei FINIDR** einen neuen Baum gepflanzt.

FSC www.fsc.org MIX Papier aus verantwortungsvollen Quellen FSC® C014138

Bibliografische Information der Deutschen Nationalbibliothek
Die Deutsche Nationalbibliothek verzeichnet diese Publikation in der Deutschen Nationalbibliografie; detaillierte bibliografische Daten sind im Internet über http://dnb.dnb.de abrufbar.

1. Auflage 2023

Facultas Verlags- und Buchhandels AG, Wien, Österreich

Bildnachweis:
S. 11, 16, 18, 19, 23, 25: pixabay.com
S. 6, 8, 20, 22, 28, 29, 30, 46, 54, 62, 68: pexels.com
S. 27: Adobe Stock
S. 50, 58, 64: iStock
S. 76, 80, 84, 88, 100, 104, 108, 112: Victoria Posch und Esther Karner, Wien

Lektorat: Laura Hödl, Wien
Satz: Florian Spielauer, Wien
Umschlagbild: Victoria Posch und Esther Karner, Wien
Covergestaltung: Florian Spielauer nach einem Entwurf von Jose Coll, studiob.a.c.k.
Druck: finidr
Printed in the EU
ISBN 978-3-99002-160-6
E-ISBN 978-3-99111-723-0

INHALTSVERZEICHNIS

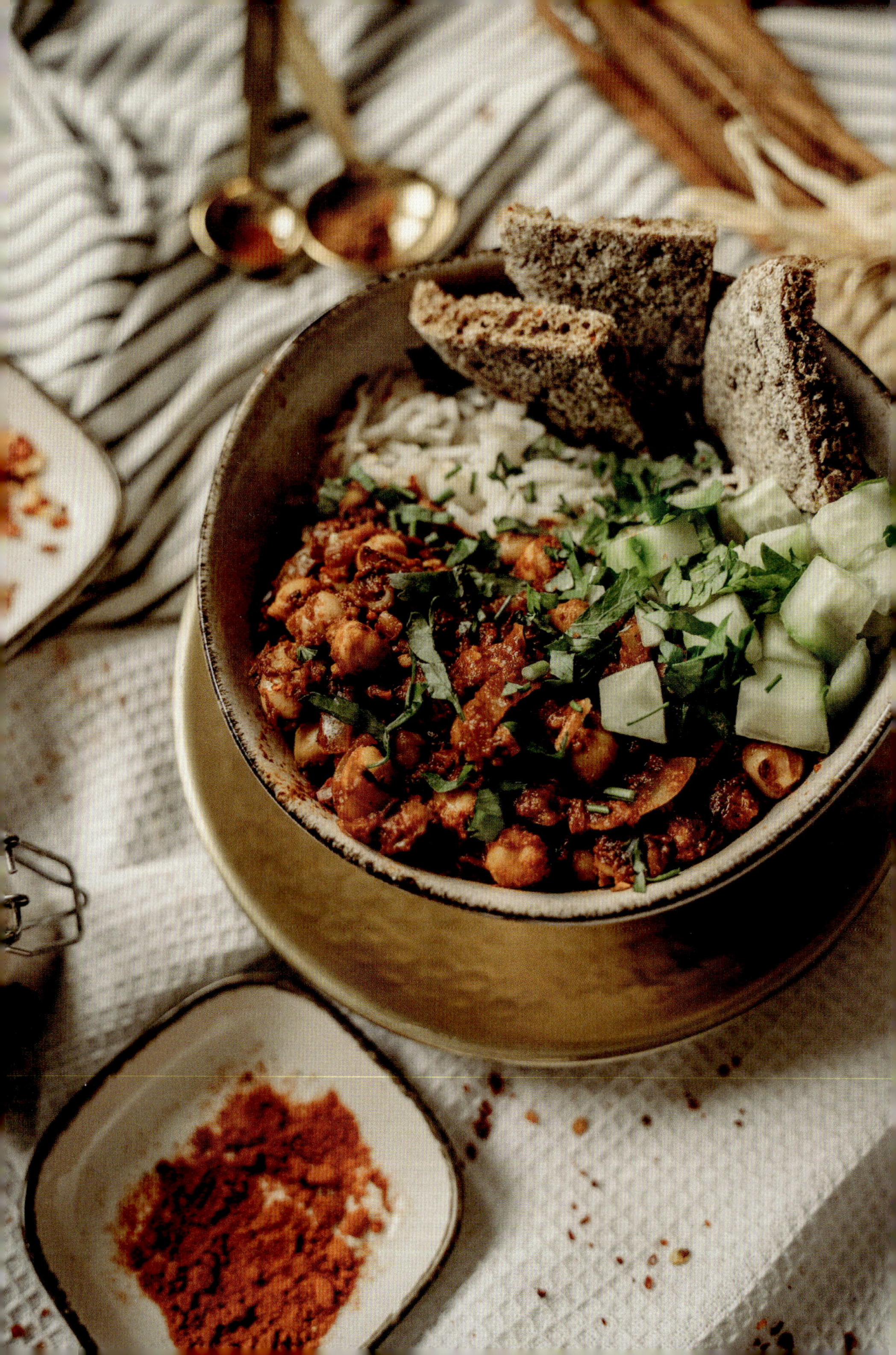

VORWORT

Ernährung ist ein bedeutender Faktor unseres Lebensstils, der in vielerlei Hinsicht über Gesundheit und Krankheit entscheiden kann. Der Einfluss von Essen und Trinken auf bestimmte Erkrankungen ist heute nicht mehr zu leugnen. Mit der Ernährung haben wir demnach ein elementares Werkzeug in der Hand, mit dem wir selbst unsere Gesundheit mitbestimmen können.

Eine dieser Erkrankungen, welche von unserer Ernährung beeinflusst wird, ist die Gicht. Gicht hat sich mittlerweile von der "Krankheit der Könige" zu einer Volkskrankheit entwickelt. Sie ist eine der häufigsten Zivilisationskrankheiten in den Industrieländern und zählt zu den Stoffwechselerkrankungen im rheumatischen Formenkreis. Dabei kommt es zu einem Überschuss an Harnsäure im Blut, welche sich an unterschiedlichen Stellen ablagert und zu Entzündungen führt.

Männer sind wesentlich häufiger betroffen als Frauen. In Österreich weist etwa jeder dritte Mann erhöhte Harnsäurewerte auf, jedoch nur 3 % der Frauen. Das liegt daran, dass das weibliche Hormon Östrogen die Ausscheidung der Harnsäure fördert und Frauen somit bis zu den Wechseljahren einen natürlichen Schutzfaktor vor Gicht haben.

Bei Gicht spielen auch erbliche Faktoren eine Rolle. Die Veranlagung zu hohen Harnsäurewerten durch eine verringerte Ausscheidung wird zu 99 % von Vater auf Sohn vererbt. Harnsäurewerte steigen auch mit Alter und Gewicht an. Wenngleich einige Risikofaktoren zur Entstehung der Gicht nicht beeinflussbar sind, so können wir über unsere Ernährung dennoch die Entwicklung und den Verlauf der Erkrankung steuern.

Dieses Buch soll als Leitfaden für Betroffene dienen, um ihnen einen Weg aufzuzeigen, wie sie den Krankheitsverlauf wesentlich mitbestimmen können.

Der Lebensstil ist, wie auch bei vielen anderen Erkrankungen, schlussendlich entscheidend und kann die Lebensqualität der Patient:innen enorm beeinflussen. Im Rezeptteil wird die praktische Umsetzung der Ernährungsempfehlungen aufgezeigt.

Wien, im Herbst 2023 — Alexandra Illy

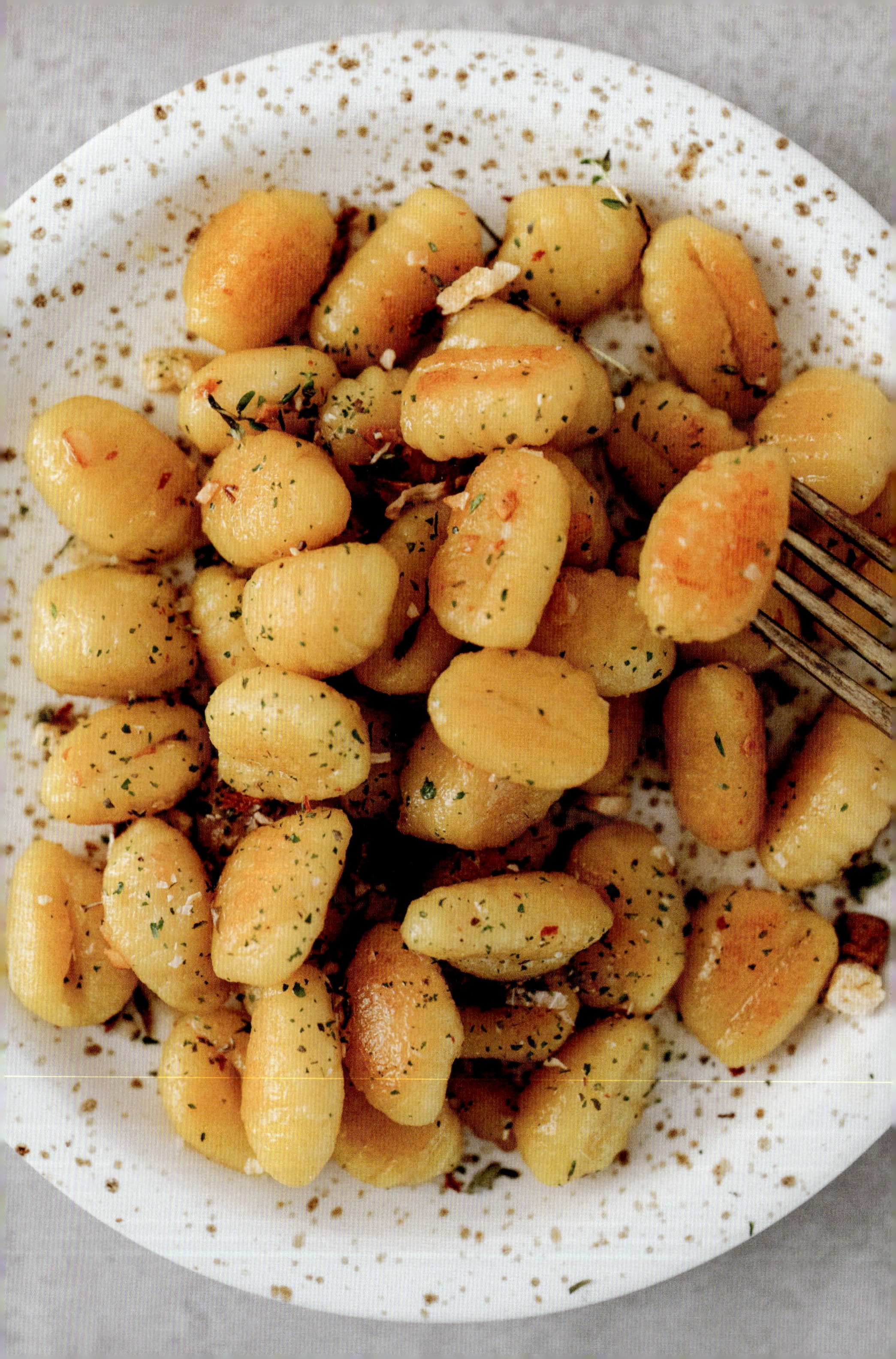

URSACHEN VON GICHT

Generell entsteht Gicht bei einem Überschuss von Harnsäure im Körper. Der Fachbegriff dafür lautet Hyperurikämie. Die Harnsäure wird zum größten Teil von den Nieren aus dem Blut gefiltert und mit dem Urin, aber eben auch über den Schweiß, Speichel und Darm ausgeschieden. Bei Gicht kommt es entweder zu einer erhöhten Bildung von Harnsäure, zu einer verringerten Ausscheidung oder einer Kombination aus beidem.

Wesentlichen Einfluss auf die Harnsäurekonzentration im Blut haben:

1. Eine hohe Purinzufuhr über die Ernährung
2. Eine verminderte Harnsäureausscheidung
3. Eine erhöhte Freisetzung von Purinen im Körper (rascher Gewichtsverlust, Krebs)

Harnsäure fällt im Körper beim Abbau bestimmter Substanzen an, den Purinen. Purine sind Bestandteile der DNS (der Nukleinsäuren, welche die Erbinformation speichern) und entstehen im Körper selbst beim Absterben von Körperzellen und der Zellerneuerung. Darüber hinaus fallen sie auch beim Abbau von Nahrung an.

Aus 1 mg Purin werden 2,4 mg Harnsäure gebildet.

Sowohl in tierischen als auch in pflanzlichen Lebensmitteln sind Purine im Zellkern enthalten. Durch unsere Verdauung werden diese Zellkerne aufgespalten und gelangen ins Blut. Anschließend werden in der Leber die Purine zu Harnsäure umgewandelt. Je mehr Zellkerne ein Nahrungsmittel enthält, desto mehr Purine fallen an, die schlussendlich zu Harnsäure umgewandelt werden. Pflanzliche Zellen sind eher groß und enthalten nur einen Zellkern, wohingegen tierische Zellen eher klein sind und mehrere Zellkerne enthalten können. Zudem haben pflanzliche Purine eine geringere Auswirkung auf den Harnsäurespiegel als tierische. Pflanzliche Purine lassen den Harnsäurespiegel nur kurzfristig hoch ansteigen – die Bedeutung dessen wird im Ernährungstherapieteil (S. 19) erläutert.

Harnsäure ist ein normales Endprodukt des Purinstoffwechsels und liegt bis etwa 6,8 mg/dl in gelöster Form im Blut vor, sodass sie problemlos ausgeschieden werden kann. Vergleichbar ist dies mit Zucker, der in Tee gelöst wird. Die Referenzwerte für Harnsäure im Blut unterscheiden sich je nach Geschlecht:

Frauen: 2,5–5,7 mg pro 100 ml
Männer: 3,5–7,0 mg pro 100 ml

Steigt die Harnsäurekonzentration über diesen Wert, kommt es zur Bildung von nadelförmigen Harnsäuresalzkristallen (Uratkristalle). Das Blut enthält dann so viel Harnsäure, dass diese sich nicht mehr darin lösen kann (wie bei einem enormen Zuckerüberschuss im Tee). Die Harnsäure kristallisiert aus und lagert sich in Gelenken, Geweben und Organen, aber auch in ableitenden Harnwegen ab.

Grundsätzlich wird zwischen zwei Arten von Gicht unterschieden:

Primäre Gicht (95 %)

Bei der primären Gicht handelt es sich um einen angeborenen Fehler (Gendefekt) im Harnsäurestoffwechsel aufgrund einer verminderten Harnsäureausscheidung oder gesteigerter Harnsäurebildung. Dies gilt als erblich bedingte Vorbelastung. Die Gicht manifestiert sich jedoch schlussendlich erst durch bestimmte Risikofaktoren, welche der/die Betroffene selbst beeinflussen kann (mehr dazu später). Wenn die Gichterkrankung in der Familie vorkommt, sollte so früh wie möglich mit der Vorbeugung begonnen werden.

Sekundäre Gicht (5 %)

Die sekundäre Gicht tritt infolge einer Grunderkrankung auf. Sie kommt wesentlich seltener vor und kann aufgrund einer verminderten Harnsäureausscheidung bei chronischer oder gesteigerter Harnsäurebildung durch einen vermehrten Zelluntergang, wie bei Verbrennungen oder Strahlentherapie, entstehen. Auch durch Ketoazidose (Übersäuerung des Organismus), durch strenges Fasten oder entgleisten Diabetes mellitus kann sekundäre Gicht als Nebenerscheinung auftreten.

Fasten & Hyperurikämie

Beim Fasten wird die Bildung von Ketonkörpern angeregt. Bei ihnen handelt es sich um eine alternative Energiequelle bei Mangel an Glukose bzw. Zucker, welche als Nebenprodukt der Fettverbrennung entstehen. Die Ketonkörper hemmen die Harnsäureausscheidung über die Nieren.

Bei unsachgemäßem Fasten und dem dadurch schnellen Abbau von Muskelmasse (Proteinreserve des Körpers) kommt auch noch der rasche Zerfall vieler Zellen hinzu; durch den Anstieg des Harnsäurespiegels droht ein Gichtanfall.

Bei Hyperurikämie sollte herkömmliches, strenges Fasten (Nulldiät, Saftfasten etc.) daher vermieden werden. Kontrolliertes, therapeutisches Fasten oder auch proteinsparendes Fasten kann unter Umständen allerdings unter Aufsicht von Ärzt:innen oder Diätolog:innen durchgeführt werden und ein Bestandteil der Therapie sein. Dabei geht es darum, die Purinzufuhr gering zu halten und gleichzeitig die Ausscheidung zu fördern, um einen drohenden Gichtanfall abzufangen. Diese Methode dient manchmal als Einstieg in die Behandlung und wird maximal einige Tage durchgeführt. Jedoch ist eine engmaschige Kontrolle, auch mit BIA-Messungen, unbedingt erforderlich, um die richtige Durchführung sowie die Vermeidung eines überdurchschnittlichen Gewichtsverlustes sicherzustellen und sollte somit keinesfalls eigenständig ausprobiert werden. Eventuell kann zur Sicherheit auch ein harnsauresenkendes Medikament eingenommen werden, dies obliegt jedoch der Entscheidung der Ärzt:innen. Sinnvoll ist diese Art von Fasten allerdings nur, wenn danach auch eine Ernährungsumstellung erfolgt, sodass die Verbesserung der Harnsäurespiegel nicht nur kurz-, sondern auch langfristig ist.

BIA-Messung

Eine BIA-Messung (bioelektrische Impedanzanalyse) ist eine Messung zur Bestimmung der Körperzusammensetzung. Dabei kann Auskunft über die Verteilung von Fettmasse, Muskelmasse und Wasser gegeben werden. Der Verlauf der BIA Messung kann beim therapeutischen Fasten dafür genutzt werden, sicherzustellen, dass nicht zu viel Muskelmasse und Gewicht verloren geht und somit der Harnsäureanstieg im Blut gering bleibt.

Auch Intervallfasten im Rahmen von 16/8 (Essen in einem Zeitfenster von 8 Stunden, anschließend 16 Stunden fasten) kann durchgeführt werden, da hierbei kein ganztägiger Nahrungsverzicht erforderlich ist. Eine ausreichende Trinkmenge von zwei bis drei Litern pro Tag ist in beiden Fällen unbedingt einzuhalten.

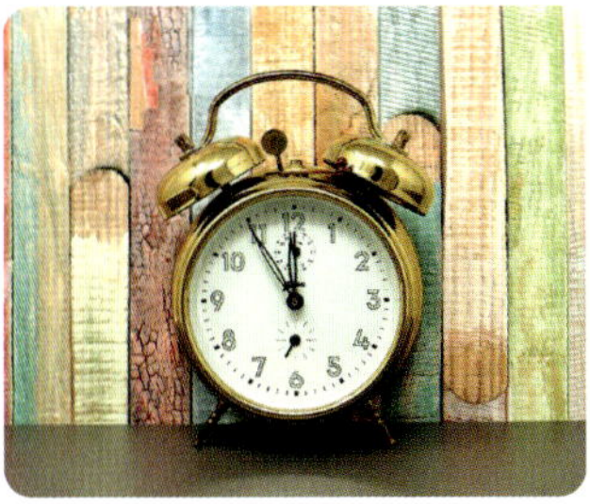

SYMPTOMATIK

Die Krankheit wird in unterschiedliche Stadien eingeteilt.

Stadium 1:

Im ersten Stadium der Erkrankung besteht lediglich eine erhöhte Konzentration an Harnsäure, die ansonsten keinerlei Beschwerden verursacht. Der Großteil der Betroffenen lebt bereits seit Jahren mit erhöhten Harnsäurewerten, ohne es zu bemerken. Die Hyperurikämie wird jedoch manchmal zufällig durch einen Blutbefund entdeckt.

Stadium 2:

Im zweiten Stadium ist der erste, akute Gichtanfall eingetreten. Dieser tritt meistens nachts, wenn die Körpertemperatur abgesunken ist und die Harnsäurekristalle sich nicht mehr so gut lösen können, oder frühmorgens nach einem Nahrungs- oder Alkoholexzess auf. Auch Stress oder ein starker Gewichtsverlust in kurzer Zeit können zu einem Gichtanfall führen. Der große Schub an Purinen führt zur Auskristallisierung der Harnsäure in den Gelenken. Dabei werden Milchsäure, freie Radikale und Entzündungsstoffe gebildet. In 75 % der Fälle ist das Großzehengrundgelenk betroffen, manchmal auch die Daumengrundgelenke, Kniegelenke, Sprunggelenke oder Mittelfußgelenke. Das Gelenk wird dabei rot bis bläulich, heiß, schwillt an und ist äußerst schmerzhaft sowie stark berührungsempfindlich. Ohne Behandlung dauert die Entzündung einige Tage an, bis sie abklingt. Die Anfälle treten in unregelmäßigen Abständen auf, wobei sich die Entzündung auch auf andere Lokalisationen ausbreitet.

Stadium 3:

Unter dem dritten Stadium versteht man die Zeit zwischen zwei Gichtanfällen. Bis es zum nächsten Anfall kommt, können Wochen, Monate oder auch Jahre vergehen. Es treten in der Regel keine Symptome auf, allerdings ist die Harnsäurekonzentration im Blut meist weiterhin erhöht.

Stadium 4:

Das vierte Stadium bezeichnet die chronische Gicht, welche ohne Behandlung der vorherigen Stadien entsteht. Die Abstände zwischen zwei Gichtanfällen werden immer kürzer und die Entzündung weitet sich auf andere Gelenke aus. Die betroffenen Gelenke werden stark deformiert und die Schmerzen werden chronisch. Weiters bilden sich auch sogenannte Gichttophi, nämlich kleine Knoten, die sich durch die Harnsalzkristalle im Weichteilgewebe ablagern. Diese verursachen keine Schmerzen, stören jedoch das Erscheinungsbild und treten meist an den Ohrmuscheln, den Ellenbogen oder der Achillessehne auf. Darüber hinaus kommt es zur Ablagerung von Harnsäure in den Nieren in Form von Harnsäurekristallen. Auch Schleimbeutelentzündungen oder Knochenschäden entstehen.

DIAGNOSTIK

Am Beginn der Diagnose eines Gichtanfalls stehen die Symptome. Ärzt:innen begutachten das betroffene Gelenk (meist das Großzehengrundgelenk) und beurteilen die klinischen Zeichen wie Rötung, Schwellung und Wärme.

Eine ausführliche Anamnese ist für die Diagnosestellung essenziell und sollte folgende Themen klären:

- Ermittlung der Harnsäurewerte
- Gichtanfälle in der Vergangenheit
- Relevante Erbkrankheiten
- Gichterkrankungen in der Familie
- Vorerkrankungen (Adipositas, Diabetes mellitus, Bluthochdruck)
- Einnahme von Medikamenten wie Diuretika (Medikamente zur Entwässerung) oder Zytostatika (Medikamente bei Krebs- oder Autoimmunerkrankungen)
- Lebensstil (Bewegung, Alkoholkonsum, Essgewohnheiten)
- Starker Gewichtsverlust, Diät oder strenge Fastenkur in den letzten Wochen

Bei der Blutuntersuchung während eines akuten Gichtanfalls kann die Harnsäure sogar im Normalbereich sein, da diese erst kürzlich auskristallisiert ist und somit weniger Harnsäure in gelöster Form im Blut vorliegt. Eine Kontrolle nach zwei bis drei Wochen ist somit unbedingt erforderlich, denn dann sind die Harnsäurewerte (ohne Therapie) wieder angestiegen.

Allerdings sind beim akuten Gichtanfall die Leukozyten (weiße Blutkörperchen) sowie der Entzündungswert (CRP) erhöht, wodurch das Blutbild die Diagnose untermauern kann.

Im Normalfall reichen anamnestische und klinische Untersuchungen zur Diagnosestellung aus. Weitere Verfahren werden nur bei atypischen Fällen der Gicht empfohlen.

Weitere Möglichkeiten zur Diagnosestellung:

Gelenkspunktion: Dabei wird bei einem akuten Gichtanfall Gelenksflüssigkeit entnommen und die Anzahl der Harnsäurekristalle nachgewiesen.

Gelenksultraschall: Die Harnsäurekristalle sind im Ultraschallbild bereits im frühen Stadium deutlich sichtbar.

Röntgenuntersuchung: Diese ist beim klinisch diagnostizierten, akuten Gichtanfall nicht sinnvoll, da sich die Gelenkdeformationen, Knochen- und Weichteilabnützungen erst im fortgeschrittenen Stadium erkennen lassen. Bei chronischer Gicht lassen sich hier deutliche Veränderungen nachweisen.

Dual-Energy-Computertomographie (DECT): Farbliche Darstellung von Harnsäurekristallen, wodurch eine Untersuchung der chronischen Gicht ermöglicht wird.

MEDIKAMENTÖSE THERAPIE

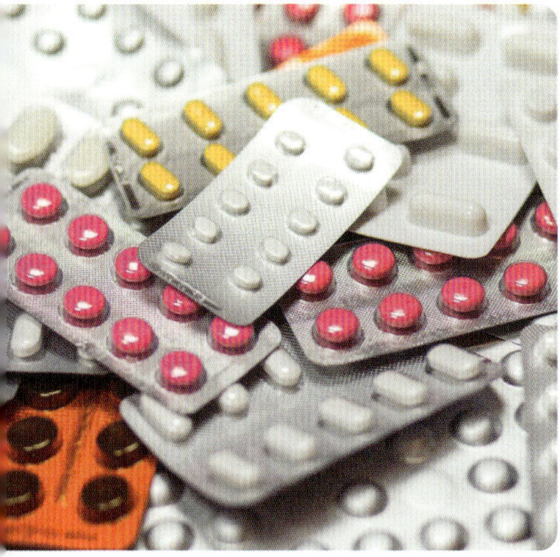

Die Therapie erfolgt stadienabhängig.

Im ersten Stadium der Hyperurikämie sollten bereits Ernährungsmaßnahmen gesetzt werden, um einen zu hohen Anstieg der Harnsäure zu verhindern. Wie bereits erwähnt erfolgt die Entdeckung dieses Stadiums allerdings oft nur zufällig und verläuft asymptomatisch, sodass die Bereitschaft der Betroffenen zur Ernährungsumstellung oft gering ist. Eine gezielte Aufklärung durch Ärzt:innen oder Diätolog:innen wäre zur Vermeidung des Fortschreitens der Erkrankung sinnvoll.

Bei einem akuten Gichtanfall gelten als Ersttherapie die Entzündungshemmung und Schmerzbehandlung. Dabei können Ärzt:innen sowohl Medikamente zum Einnehmen als auch eine lokale Infiltration des Wirkstoffes verordnen.

Die Mittel der Wahl sind

- nichtsteroidale Antirheumatika (NSAR): Der bevorzugte Wirkstoff ist Diclofenac. NSAR wirken gleichzeitig entzündungshemmend und schmerzlindernd.
- Cortison: Dieses Medikament ist das einzige, das direkt in das Gelenk gespritzt werden kann.
- Colchicin: Dabei handelt es sich um die klassische Gichtbehandlung, jedoch sollte das Medikament nur unter Aufsicht erfahrener Ärzt:innen verwendet werden. Colchicin ist ein natürliches, aber giftiges Arzneimittel, welches aus einer Pflanze, der sogenannten Herbstzeitlose, gewonnen wird – es verursacht selbst bei korrekter Anwendung starke Nebenwirkungen.

Nach einem akuten Gichtanfall ist das oberste Ziel, die Harnsäure dauerhaft zu senken. Dabei wird ein Serumharnsäurewert von 6 mg/dl angestrebt, bei dem die Löslichkeit der Harnsäurekristalle sichergestellt wird, wodurch Beschwerden sowie ein weiterer Gichtanfall vermieden werden. Bei der medikamentösen Langzeittherapie unterscheidet man grundsätzlich zwischen zwei Möglichkeiten:

Urikosurika: Medikamente, die die Harnsäureausscheidung steigern. Meist werden Benzbromaron und Probenecid verwendet. Diese Mittel belasten die Nieren und dürfen daher weder bei Nierenschädigung noch bei Nierensteinen verwendet werden.

Urikostatika: Medikamente, die die Harnsäureherstellung vermindern, indem sie den Abbau von Purinen zu Harnsäure hemmen. Zu den Standardpräparaten zählen Allopurinol oder Febuxostat. Diese werden im Allgemeinen sehr gut vertragen, sind jedoch nicht nebenwirkungsfrei.

Oftmals erhalten Patient:innen eine kombinierte Therapie der Wirkstoffe, welche nach Harnsäurewerten und Nierenfunktion festgelegt werden.

Zudem ist bei Vorliegen einer direkten Betroffenheit der Niere durch die Gicht auch eine Neutralisierung des Urins sicherzustellen. Dies kann über Medikamente oder eine konservative Therapie (siehe unten) erreicht werden.

Bei der medikamentösen Gichttherapie ist eine dauerhafte Einnahme verpflichtend, da sonst der Harnsäurewert wieder steigt und die Symptome sowie die Gichtanfälle erneut auftreten.

KONSERVATIVE THERAPIE

Ohne medikamentöse Therapie klingt die Entzündung prinzipiell nach einigen Tagen von selbst ab, allerdings ist dies den Betroffenen aufgrund der starken Schmerzen und der Bewegungseinschränkung oft nicht zumutbar.

Konservative Maßnahmen können ebenfalls schmerzlindernd wirken. Bei akuter Gicht können kalte Umschläge helfen, um die Entzündung abklingen zu lassen, gleichzeitig kann dies aber auch die Kristallisation der Harnsäure fördern und dadurch noch mehr Beschwerden verursachen. Betroffene merken rasch, ob dies bei ihnen zutrifft, und können diese Methode dann einfach absetzen.

Falls der Umschlag Linderung verschafft, kann die Kältewirkung durch Topfen (Quark), Heilerde oder Essigwickel verstärkt werden.

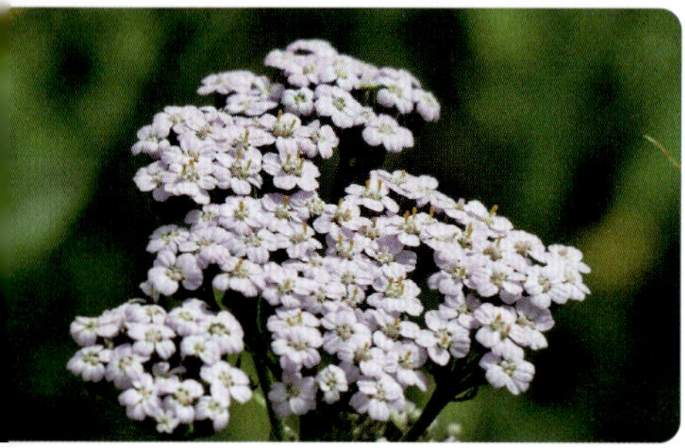

Die Naturheilkunde bietet eine Vielzahl an Pflanzen, die harntreibend und entzündungshemmend wirken. Dazu zählen unter anderem Brennnessel, Goldrute, Kamille, Schafgarbe und Süßholz. Diese können zum Beispiel als Tee zubereitet werden (siehe Rezeptteil S. 49) bzw. gibt es in Apotheken eine große Auswahl an geeigneten Teemischungen.

Bei chronischer Gicht werden warme Umschläge empfohlen. Diese fördern die Lösung der Harnsäurekristalle im Gelenk, können jedoch Entzündungen befeuern.

Es ist empfehlenswert, Betroffene ausprobieren zu lassen, ob ihnen Wärme oder Kälte guttut.

Die Neutralisierung des Urins kann durch regelmäßige Einnahme von Natron (Natriumhydrogencarbonat oder Natriumbicarbonat) unterstützt werden. Natron verschiebt den pH-Wert des Urins vom sauren in den basischen Bereich, wodurch der Urin mehr Harnsäure aufnehmen und folglich ausscheiden kann. Um diese Wirkung zu erzielen, wird ein Teelöffel Natron in Wasser aufgelöst und ein- bis dreimal täglich getrunken.

ERNÄHRUNGSTHERAPIE

Unabhängig von der Ursache der Gicht gilt die Ernährung als essenzieller Bestandteil der Therapie, da der Harnsäurewert im Blut letztendlich von der Aufnahme der Harnsäure über die Nahrung enorm beeinflussbar ist. Trotz genetischer Faktoren hat es jede/r Betroffene selbst in der Hand, welche Menge an Purinen er oder sie über Lebensmittel und Getränke zu sich nimmt. Durch eine gezielte Ernährungsumstellung kann der Entstehung sowie dem Wiederauftreten von Gicht entgegengewirkt werden.

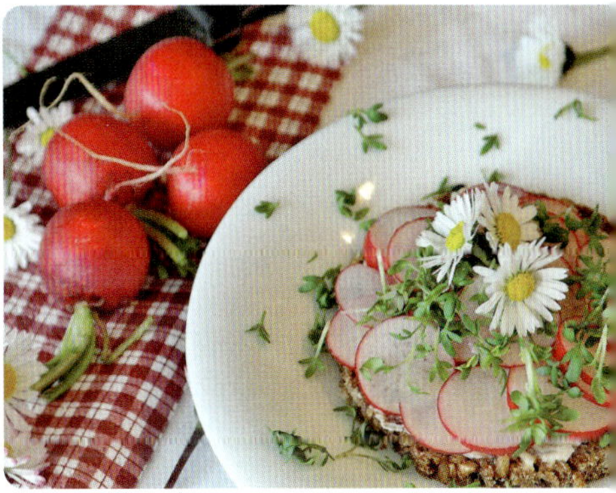

Die Ernährungstherapie gilt als ursächliche Therapiemethode, die eine medikamentöse Behandlung oft gar nicht erst nötig macht. Außerdem ist eine langfristige Ernährungsumstellung vollkommen frei von Nebenwirkungen. Vor dem Beginn einer medikamentösen Therapie soll daher zuerst eine Ernährungstherapie eingeleitet werden. Lediglich bei bereits chronischer Gicht gehen Ernährungstherapie und medikamentöse Therapie Hand in Hand.

Die Ernährungstherapie unterscheidet sich bei der akuten und der chronischen Gicht, hat aber ein großes, gemeinsames Ziel: Die Reduktion der Purinaufnahme über die Ernährung.

Während eines akuten Gichtanfalls soll eine streng purinarme Kost eingehalten werden. Dies entspricht einer Purinzufuhr von umgerechnet 300 mg Harnsäure pro Tag bzw. 2000 mg pro Woche.

Bei der chronischen Gicht soll eine Ernährung mit umgerechnet max. 500 mg Harnsäure pro Tag bzw. 3000 mg Harnsäure pro Woche eingehalten werden.

Jahrzehntelang wurden Gicht-Patient:innen Lebensmitteltabellen ausgegeben, mit der Empfehlung, in Zukunft möglichst purinarme Nahrungsmittel auszuwählen, unabhängig von der Lebensmittelgruppe und ohne weitere Ernährungsberatung. Diese strenge Vorgehensweise ist jedoch heute nur noch in Ausnahmefällen notwendig, zum Beispiel bei akuter Gicht oder speziellen medizinischen Fällen.

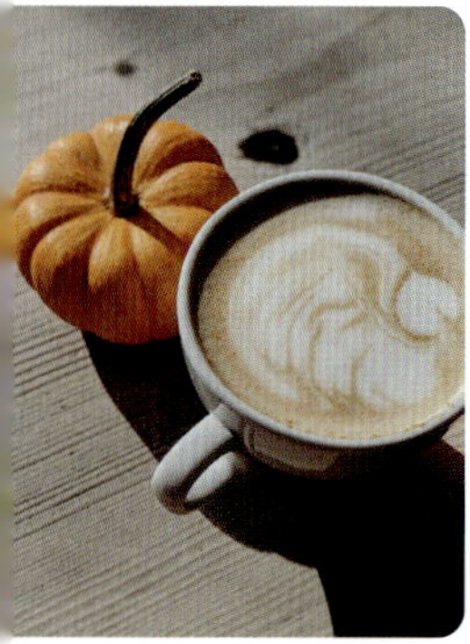

Gerade bei der chronischen Gicht und somit erforderlicher, dauerhafter Ernährungstherapie rückt das starre Schema von Purintabellen und der genauen Berechnung der wöchentlichen Purinzufuhr langsam in den Hintergrund und wird als nicht mehr zeitgemäß angesehen. In mehreren Studien wurde gezeigt, dass der Puringehalt von Nahrungsmitteln nicht gleich deren Wirkung auf den Harnsäurespiegel entspricht, da es unterschiedliche Arten von Purinen gibt. Außerdem sollte davon abgesehen werden, die erlaubte Menge an Purinen aufzusparen, sodass zum Beispiel an fünf Tagen pro Woche purinarm gegessen wird, nur um dann die restlichen zwei Tage purinreich zu essen, da dies dennoch zu einem Gichtanfall führt. Stattdessen soll auf die Gesamtheit der Ernährung geachtet werden, welche auf unterschiedliche Art den Harnsäurehaushalt beeinflussen kann. Eine purinarme Ernährung ist ein Baustein der Ernährungstherapie, doch bei Weitem nicht der einzige. Die Wirkung und Bedeutung der einzelnen Lebensmittelgruppen werden im Folgenden erläutert. Die Purintabelle am Ende des Kapitels dient zur Veranschaulichung und Information und soll aufgrund der Gewährleistung der Vollständigkeit nicht vorenthalten werden.

Jeder, der die Tabelle nutzen und besonders genau seine Purinzufuhr im Auge behalten möchte, kann sich als Faustregel merken:

- Lebensmittel unter 50 mg gebildete Harnsäure: reichlich
- Lebensmittel bis 150 mg gebildete Harnsäure: mäßig
- Lebensmittel zwischen 150–250 mg gebildete Harnsäure: selten
- Lebensmittel über 250 mg gebildete Harnsäure: meiden

In vielen Purintabellen wird bereits angegeben, wie viel Harnsäure der Körper bei der Aufnahme der Lebensmittel bildet. Ein mühsames Umrechnen ist somit nicht mehr erforderlich. Zudem unterstützt der Purinrechner der deutschen Gichtliga digital unter:

https://www.gichtliga.de/purinrechner/

HINWEIS: Eine individuelle Ernährungsberatung bei Diätolog:innen ist für Betroffene auf jeden Fall sinnvoll, da dabei Empfehlungen erarbeitet werden, die auf das Leben der Gicht-Patient:innen abgestimmt werden.

Ernährungsempfehlungen zur Vorbeugung und Therapie

Gicht-Betroffene, die nicht völlig auf purinreiche Nahrungsmittel verzichten können oder möchten, sollten immerhin darauf achten, dass nicht mehrere purinreiche oder ungünstige Lebensmittel bei einer Mahlzeit kombiniert werden. Beispielsweise sind ein Glas Wein zum Fleischgericht und als Dessert gefüllte Datteln nicht gerade ideal. Oftmals lösen erst solche ungünstigen Kombinationen Gichtanfälle aus. Dies gilt auch für den Konsum purinreicher Lebensmittel über den ganzen Tag verteilt – wenn zum Frühstück bereits Fruchtsaft und ein Germstriezel konsumiert wurden, dann zu Mittag Fisch mit Fisolen und Speck und am Abend noch ein Bier dazukommt, ist der Gichtanfall nicht weit.

MERKE: Purinreiche Lebensmittel nur vereinzelt und am besten nur maximal einmal täglich essen!

Die goldenen Regeln bei Gicht

- Pflanzliche Lebensmittel wie Gemüse, Salat und Obst bevorzugen
- Ausreichend zuckerfreie Flüssigkeit, mindestens 2,5 l täglich
- Fettarmes Fleisch max. zwei- bis dreimal pro Woche konsumieren
- Fisch kann ein- bis zweimal pro Woche gegessen werden
- Alkohol vermeiden
- Fruchtzuckerhaltige Getränke wie Limonaden meiden
- Nicht mehrere purinhaltige bzw. ungünstige Lebensmittel bei einer Mahlzeit kombinieren (Fleischspeise mit einem Glas Wein, Linseneintopf mit Würstchen und Speck etc.)
- Regelmäßige Bewegung einplanen
- Starke Gewichtsschwankungen meiden

Fleisch

Tierische Lebensmittel enthalten allgemein eine hohe Menge an Purinen und sollten daher selten und wenn dann in geringen Mengen gegessen werden. Bei Fleisch sind insbesondere rote Fleischsorten wie Schwein, Rind und Lamm selten zu verzehren. Auch Innereien (Leber, Hirn, Milz, Bries etc.), Fleischextrakte oder Knochensuppen (Fleischbrühe, Geflügelbrühe) sind enorm purinreich und daher nicht empfehlenswert.

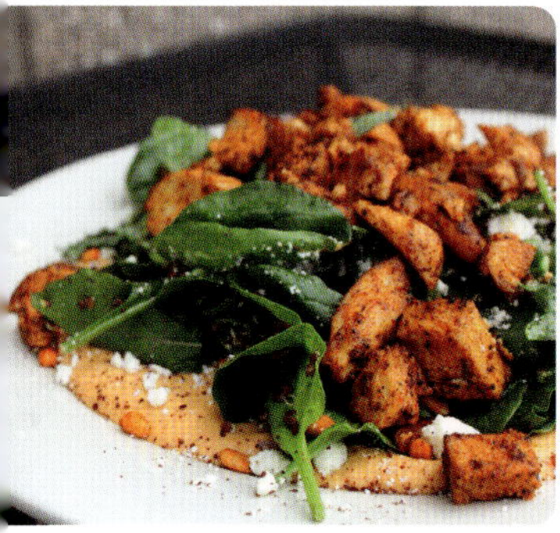

Ein völliger Fleischverzicht ist jedoch nicht erforderlich, wenn dies für die Betroffenen nicht umsetzbar ist. Vorteilhaft ist eine flexitarische Ernährungsform (großteils vegetarisch mit gelegentlichem Fleischgenuss). Fleisch und Wurstwaren sollten maximal zwei- bis dreimal pro Woche à 100–125 g auf dem Speiseplan stehen, allerdings sollte bevorzugt zu purinärmeren Varianten wie Hühnerfleisch (ohne Haut) bzw. fettarmen Fleischstücken vom Rind, Kalb oder Lamm gegriffen werden.

MERKE:

Vermeiden: Innereien, Fleischextrakte, Knochensuppen, Schweinefleisch, fettreiches rotes Fleisch

Bevorzugen: selten kleine Mengen weißes Fleisch ohne Haut, fettarme Fleischstücke

Wurstwaren

Schinken, Salami, Käsekrainer, Frankfurter und Co. sind wie herkömmliches Fleisch zu bewerten. Es gilt, je seltener und fettärmer, desto besser. Wurst als Brotbelag zum Frühstück zählt als Fleischkonsum, sodass an diesem Tag kein anderes Fleischstück mehr konsumiert werden sollte. So oft wie möglich sollten vegetarische Alternativen gewählt werden.

MERKE:

Vermeiden: fettreiche Fleisch- und Wurstprodukte

Bevorzugen: selten kleine Mengen magere Wurstwaren

Meeresfrüchte und Krustentiere

Meeresfrüchte, Muscheln und andere Krustentiere wie Hummer sollten nur sehr selten konsumiert werden. Sie zählen ebenfalls zu den Lebensmitteln mit sehr hohem Puringehalt.

MERKE:

Vermeiden: alle Arten von Meeresfrüchten und Krustentieren

Fisch

Aufgrund der enthaltenen Omega-3-Fettsauren, welche sich positiv auf das Entzündungsgeschehen auswirken, ist der bevorzugte Verzehr von Fisch anstelle von Fleisch ein- bis zweimal pro Woche à 120–150 g empfehlenswert. Hier überwiegt der Nutzen klar dem Schaden, da die harnsäuresteigernde Wirkung der Purine durch die entzündungshemmende Wirkung der Omega-3-Fettsäuren sowie durch deren positive Effekte auf das gesamte Herz-Kreislaufsystem ausgeglichen wird. Allerdings sollte die Haut von Fischen vor dem Verzehr entfernt werden, da diese enorm purinreich ist. Abzuraten ist auch von Sardellen, Sprotten, Hering und Sardinen aufgrund ihres hohen Puringehalts.

MERKE:
Vermeiden: Sardellen, Sprotten, Hering, Sardinen
Bevorzugen: regelmäßiger Konsum von hochwertigem Fisch wie z.B. Lachs, Makrele, Forelle

Milchprodukte

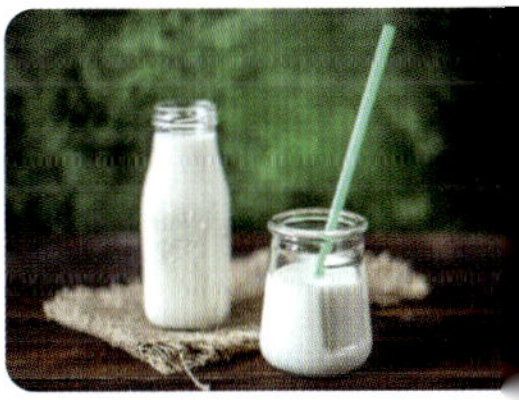

Milchprodukte liefern einerseits nur eine geringe Menge an Purinen, andererseits fördern sie sogar die Ausscheidung der Harnsäure und haben somit einen doppelten Nutzen. Zwei- bis dreimal am Tag sollten Milchprodukte konsumiert werden, davon ein- bis zweimal „weiß" (Milch, Joghurt, Buttermilch etc.) und einmal "gelb" (Käse, Topfen).

Milchprodukte mit geringerem Fettgehalt sollten bevorzugt werden, da beim Abbau von Nahrungsfett Stoffwechselprodukte anfallen, die die Harnsäureausscheidung hemmen. Achtung: Light Produkte sind nicht empfehlenswert, da sie hochverarbeitet sind (Diät-Fruchtjoghurts, fettreduzierte Puddings, Fruchtmolken etc.)! Besser sollte man zu naturbelassenen Milchprodukten, wie Naturjoghurt, Topfen, Buttermilch oder Sauermilch greifen. Wie immer gilt: Je weniger Verarbeitungsschritte bei einem Lebensmittel, desto besser.

MERKE:
Vermeiden: fettreiche, zuckerreiche und hochverarbeitete Milchprodukte
Bevorzugen: naturbelassene, eher magere Milchprodukte

Eier

Eier enthalten kaum Purin und sind daher eine gute Eiweißquelle bei Gicht. Der Mythos von Eiern als Cholesterinbomben ist mittlerweile widerlegt. Als Richtwert für die Ernährung können 5 Eier/Woche, sowohl sichtbar als auch unsichtbar (verkocht, verbacken), angesehen werden.

MERKE:
Eier können als purinarme Eiweißquelle regelmäßig konsumiert werden.

Obst

In Obst ist zwar Fruchtzucker enthalten, jedoch nicht so hochkonzentriert wie in Limonaden und Co. Künstliche, isolierte Fruktose ist nicht mit frischem Obst gleichzusetzen, da Letzteres noch weitere Inhaltsstoffe wie Ballaststoffe, Vitamine und Mineralstoffe enthält. Es sollten jedoch fruktosearme Sorten bevorzugt werden. Zwei Portionen fruktosearmes Obst können somit ohne Bedenken konsumiert werden. Dazu zählen u. a. Beeren, Marillen, Bananen, Zucker- und Wassermelonen, Mandarinen, Papayas und Rhabarber. Bei der Portionsgröße dient die eigene Hand bzw. Faust als Richtlinie. Sehr fruktosereich und damit weniger empfehlenswert sind hingegen Trockenfrüchte und Diätmarmeladen in größeren Mengen bzw. in falscher Kombination. Beispielsweise ist ein Snack mit einem Teller Trockenfrüchte eine zu große Menge an Fruktose, wohingegen Datteln oder Feigen verarbeitet in einem Dessert in kleiner Menge gegessen werden können (solange es sich um keine ungünstige Kombination mit anderen purinreichen bzw. gichtfördernden Nahrungsmitteln handelt).

MERKE:
Vermeiden: große Mengen Trockenfrüchte (Datteln, Feigen, Rosinen etc.) und Diätmarmeladen
Bevorzugen: fruktosearme Obstsorten wie Beeren, Mandarinen, Marillen oder Melonen

Weichseln

Im Volksmund werden Weichseln (auch Sauerkirschen) bereits seit Jahrzehnten als effektive Therapie bei Hyperurikämie und Gicht empfohlen. Wissenschaftliche Studien konnten positive Wirkungen bestätigen, allerdings gibt es noch keine klare Dosierungsempfehlung sowie noch kein abschließendes Fazit. Derzeit wird der Verzehr als Begleitmaßnahme empfohlen, könnte aber in Zukunft eine größere Rolle spielen.

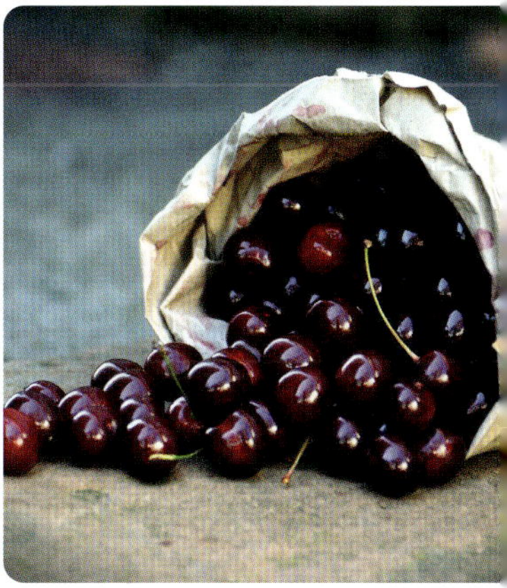

In den Studien wurde sowohl durch den Konsum von Weichseln selbst als auch von Weichselsaft eine Senkung der Harnsäure erzielt. Allerdings ist der Erfolg auch abhängig von der generellen Einhaltung der Ernährungsempfehlungen. Durch den alleinigen Verzehr von Weichseln und Weichselextrakten werden die anderweitigen Veränderungen der Ernährung nicht ersetzt.

MERKE:
Weichseln können eine sinnvolle Ergänzung der Ernährungstherapie sein.

Gemüse

Gemüse und Salat sollten den größten Bestandteil der Ernährung bilden. Es besteht kein Grund zur Einschränkung oder Vermeidung bestimmter Sorten, da pflanzliche Purine weniger harnsäurewirksam sind als tierische. Gemüse und Salat sollten mindestens dreimal täglich auf dem Speiseplan stehen, am besten in unterschiedlichen Farben und Zubereitungen (roh oder gekocht), selbstverständlich je nach Verträglichkeit. Gemüse liefert wertvolle Vitamine, Mineralstoffe und Ballaststoffe.

MERKE:
Gemüse ist in allen Formen und Farben erwünscht!

Hülsenfrüchte

Hülsenfrüchte wie Erbsen, Linsen und Bohnen sowie daraus hergestellte Produkte sind eine hervorragende pflanzliche Eiweißquelle und sollten täglich auf dem Speiseplan stehen, gerade weil tierische Eiweißquellen reduziert werden sollen. Hülsenfrüchte liefern jedoch noch mehr als Eiweiß. Sie versorgen uns mit Ballaststoffen und sekundären Pflanzenstoffen. Beide kämpfen im Körper gegen Entzündungen und lindern dadurch die Symptome der Gicht. Somit sind Hülsenfrüchte als Eiweißquelle gegenüber den tierischen Produkten klar im Vorteil. Entgegen der früheren Annahme, dass Hülsenfrüchte bei Gicht strikt vermieden werden sollen, weiß man heute, dass der Harnsäurespiegel bei Hülsenfrüchten nur kurzfristig ansteigt und anschließend wieder absinkt. Solange keine Purinbomben wie Fleisch zeitgleich konsumiert werden, geht also keine „Gefahr" von Hülsenfrüchten aus. Für eine ausgewogene Ernährung, unabhängig ob Mischkost, vegetarisch oder eventuell vegan, sind Hülsenfrüchte essenziell. Dasselbe gilt für Soja, Sojaprodukte und Tofu. Hülsenfrüchte sind eine Bereicherung für den Speiseplan, um den Eiweißbedarf zu decken, und zwar nicht nur dann, wenn weniger tierisches Eiweiß konsumiert werden soll.

MERKE:

Vermeiden: Hülsenfrüchte in Kombination mit anderen ungünstigen Nahrungsmitteln, wie z. B. Fleisch oder Alkohol

Bevorzugen: regelmäßig Gerichte mit Hülsenfrüchten einplanen

Getreideprodukte

Brot, Gebäck und Nudeln zählen zu den pflanzlichen Lebensmitteln und können somit bedenkenlos gegessen werden. Vollkornprodukte sind stets zu bevorzugen, da sie nicht nur weitaus mehr Vitamine und Ballaststoffe liefern, sondern auch länger sättigen und somit einem weiteren ursächlichen Grund für Gicht, nämlich einem erhöhtem Insulinspiegel, vorbeugen. Bei Weißmehlprodukten steigt der Blutzuckerspiegel schnell an, fällt aber auch schnell wieder ab, sodass es zu Heißhunger kommt. Vollkornprodukte halten hingegen den Blutzuckerspiegel stabil und beugen Heißhunger vor.

Einzig bei Germ bzw. Hefe und Hefeextrakt ist Vorsicht geboten, da diese sehr purinreich sind. Hefeextrakt ist auch in vielen Fertigprodukten enthalten.

INFO: INSULIN

Insulin ist ein Hormon, das von der Bauchspeicheldrüse produziert wird und bei einem Anstieg des Blutzuckerspiegels ausgeschüttet wird, um diesen wieder zu senken. Dabei wirkt Insulin als Schlüssel, der die Zelle aufsperrt und den Zucker in die Zelle schleust. Ein dauerhaft erhöhter Insulinspiegel hat negative Auswirkungen auf den Körper und die Gesundheit.

MERKE:
Vermeiden: große Mengen Weißmehlprodukte, Germ und Hefeextrakt
Bevorzugen: täglich Vollkornprodukte in den Speiseplan einbauen

Süßes, Knabbereien

Fruchtzuckerreiche Süßigkeiten wie Fruchteis sollten gemieden werden. Auch Bonbons oder Fruchtgummi können viel Fruchtzucker enthalten. Schokolade, Kuchen oder Chips haben weniger einen direkten Einfluss auf die Harnsäure, jedoch erhöhen sie ebenso wie Weißmehlprodukte den Blutzucker und somit den Insulinspiegel, welcher wiederum das Risiko für Gicht steigert.

Wenn möglich sollten Süßes und Desserts selbst zubereitet werden, denn dadurch kann bestimmt werden, welche Zutaten schlussendlich enthalten sind, und beispielsweise bewusst ein Teil Vollkornmehl verwendet werden.

Bei Süßungsmitteln an sich ist einfacher Haushaltszucker bzw. Kristallzucker gegenüber fruchtzuckerreichen Süßungsmitteln wie Honig, Ahornsirup oder Agavensirup vorzuziehen. Reissirup ist hingegen fruktosefrei, genauso wie Traubenzucker (Glukose).

MERKE:
Vermeiden: große Mengen gekaufter Süßigkeiten und Süßspeisen, fruktosereiche Süßigkeiten und Süßungsmittel
Bevorzugen: kleine Mengen Süßes, am besten selbst gemacht

Nüsse und Samen

Nüsse und Samen sind wertvolle Lieferanten gesunder Fette, Vitamine und Mineralstoffe. Sie sind purinarm und können regelmäßig verzehrt werden. Naturbelassene, ungesalzene und ungeröstete Nüsse und Samen sind zu bevorzugen. Produkte wie gesalzene Erdnüsse oder schokolierte Sonnenblumenkerne sind als Knabberei zu werten und daher seltener zu konsumieren.

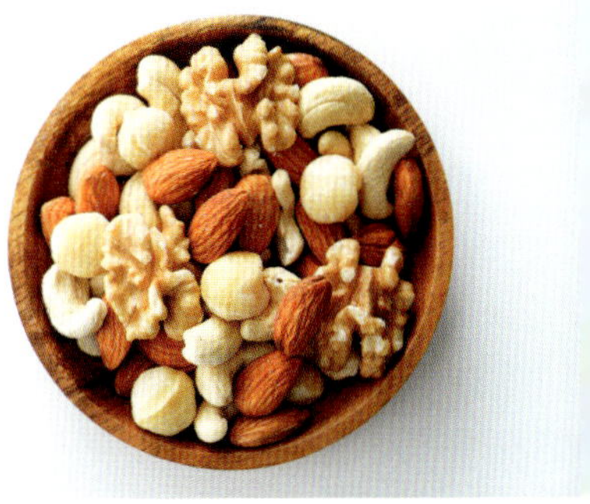

MERKE:
Vermeiden: verarbeitete Nüsse oder Samen (gesalzen, geräuchert, geröstet, mit Schokolade überzogen etc.)
Bevorzugen: täglich eine kleine Handvoll naturbelassener Nüsse und Samen wie Walnüsse, Mandeln, Leinsamen, Kürbiskerne, Sesam etc.

Alkohol

Alkohol erhöht dosisabhängig das Risiko für einen Gichtanfall, da Alkohol die Ausscheidung von Harnsäure hemmt. Zudem wird die Harnsäurebildung in der Leber angeregt. Darüber hinaus enthält Bier an sich aufgrund der Hefe ebenfalls Purine und ist somit doppelt risikoreich. Auch Spirituosen sollten gemieden werden. Wein birgt aufgrund des niedrigen Puringehalts das geringste Risiko für einen Gichtanfall. Dies bietet allerdings keinen Freibrief für maßlosen Konsum, da immer noch die Harnsäureausscheidung vermindert wird. Darüber hinaus steigert Alkohol den Appetit auf deftiges und fettes Essen, welches nicht nur kalorien-, sondern auch purinreich ist.

MERKE:
Vermeiden: alle Arten von Alkohol

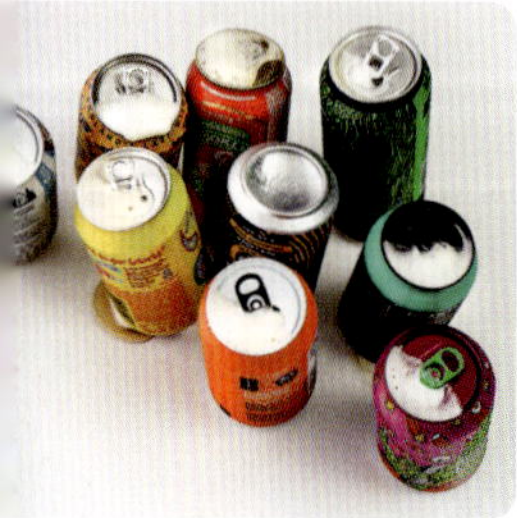

Süße Getränke/Soft Drinks

Limonaden, Fruchtsäfte und Smoothies enthalten viel Fruktose, also Fruchtzucker, welcher das Risiko für Gicht erhöht. Der Abbau von Fruchtzucker im Körper trägt zu einer Erhöhung des Harnsäurespiegels bei, da dabei eine Vorstufe von Purinen anfällt, die schlussendlich zu Harnsäure verstoffwechselt wird. Zudem führt Fruktose zu einem erhöhten Auftreten von Insulin im Blut. Übermäßiges Insulin führt einerseits dazu, dass die Harnsäureausscheidung gehemmt wird, andererseits entsteht nach einiger Zeit eine Insulinresistenz, wodurch auch das Risiko zur Entwicklung von weiteren Erkrankungen ansteigt.

Fruchtzuckerreiche Getränke sollten daher strikt gemieden werden. Oft versteckt sich Fruchtzucker auch unter anderen Namen: Fruktose, Fruktosesirup, Fruktose-Glukosesirup, Invertzuckersirup, High-Fructose-Corn-Syrup etc.

INFO: INSULINRESISTENZ

Die Insulinresistenz ist ein Schutzmechanismus der Zellen vor einem Überfluss an Zucker. Das Insulin kann bei Insulinresistenz nicht mehr an der Zelle wirken und die Insulinproduktion wird gesteigert, da der Körper denkt, es läge ein Mangel vor. Es kommt zu einem Insulinüberschuss im Körper mit enormen gesundheitlichen Folgen.

Light-Getränke ohne Zuckerzusatz sind davon nicht betroffen. Diese haben keine direkte Auswirkung auf den Harnsäurespiegel. Aufgrund neuerer Studien bezüglich Veränderungen der Darmflora durch Süßstoffe sind Light-Getränke jedoch nicht uneingeschränkt zu empfehlen. Bei einer Störung der Darmbakterien ist auch die Harnsäureausscheidung über den Darm beeinträchtigt (siehe unten).

Obstsafttage sollten generell gemieden werden, da die Kombination aus schneller Gewichtsabnahme und hohem Fruchtzuckergehalt einen Gichtanfall regelrecht provoziert.

MERKE:
Vermeiden: Limonaden, Fruchtsäfte, Smoothies, Obstsaftfasten
Bevorzugen: gelegentlich stark verdünnte Fruchtsäfte

Getränke

Sowohl während eines akuten Gichtanfalls als auch bei chronischer Gicht soll auf eine ausreichende Flüssigkeitszufuhr geachtet werden, um die Harnsäureausscheidung zu fördern. Mindestens 2,5 l zuckerfreie Flüssigkeit sind empfehlenswert. Dazu zählen Wasser, Mineralwasser und ungesüßte Tees. Zudem kann man sich die Wirkung von harntreibenden Pflanzen in Form von Tee zunutze machen. Dazu zählen beispielsweise Löwenzahn, Goldrute, Birke oder Brennnessel.

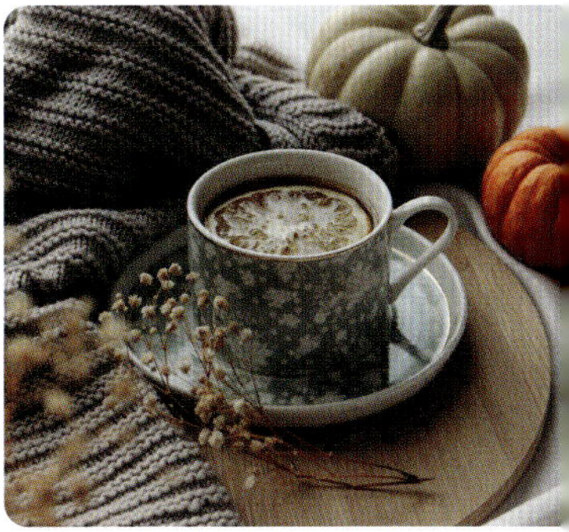

MERKE:
Vermeiden: zucker- oder energiehaltige Getränke
Bevorzugen: kalorienfreie Getränke wie Wasser oder ungesüßte Tees

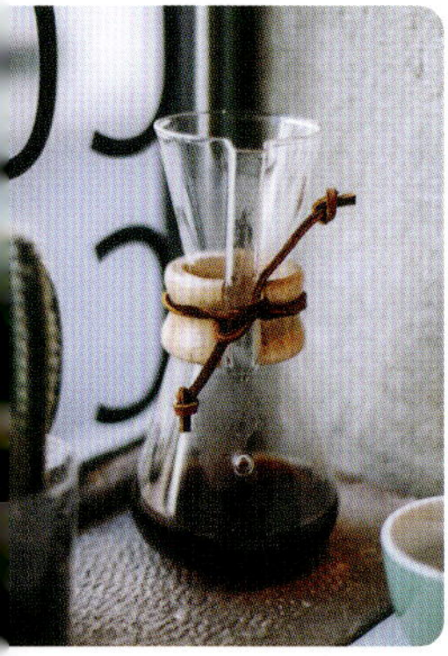

Kaffee, Tee und Kakao

Im Gegensatz zu früheren Empfehlungen konnte belegt werden, dass die enthaltenen Purine in Kaffee, Tee und Kakao zu keinem Anstieg der Harnsäure führen. Diese Getränke können somit bedenkenlos konsumiert werden. Kaffee hat sogar positive Effekte. Die enthaltenen Chlorogensäuren (eine natürlich vorkommende Substanz in Kaffee) wirken antioxidativ, das bedeutet sie schützen vor Stress in der Zelle, und senken die Harnsäurekonzentration. Dabei spielt es keine Rolle, ob koffeinhaltiger oder koffeinfreier Kaffee getrunken wird. Der regelmäßige Kaffeegenuss ist somit zu befürworten. Allerdings ist dabei nicht von Eiskaffee mit Schlagobers oder einem zuckersüßem, industriell gefertigtem Kakaogetränk die Rede.

MERKE: Kaffee, Tee und Kakao können regelmäßig konsumiert werden.

Lebensstilfaktoren und Ergänzung der Ernährungstherapie

Darmgesundheit

Der Darm rückt immer mehr in den Fokus der Forschung. In unserem Darm befinden sich Millionen von Bakterien, Viren und Pilzen. Die Gesundheit unserer Darmbevölkerung, auch Mikrobiom genannt, ist entscheidend für die Vorbeugung und Therapie diverser Erkrankungen. Hyperurikämie und Gicht können ebenfalls durch den Darm beeinflusst werden, da Harnsäure auch über den Darm ausgeschieden wird. Ein krankes, geschädigtes Mikrobiom kann also dazu führen, dass weniger Harnsäure ausgeschieden werden kann und somit der Harnsäurespiegel im Körper erhöht ist. Im Gegensatz dazu kann eine intakte Zusammensetzung des Mikrobioms dazu beitragen, dass die Harnsäureausscheidung verbessert wird. Studien deuten darauf hin, dass bei Patient:innen mit Gicht das Mikrobiom wesentlich weniger vielfältig ist als bei gesunden Personen. Bei der Therapie von Hyperurikämie und Gicht sollte somit auch auf die positive Beeinflussung der Darmgesundheit geachtet werden.

Ungünstig für das Mikrobiom sind Zucker, Alkohol, gesättigtes Fett, Transfettsäuren, bestimmte Zusatzstoffe sowie künstliche Süßstoffe.

Neben einer ausgewogenen Ernährung gibt es spezielle Inhaltsstoffe in Lebensmitteln, die den Darm unterstützen und dabei helfen, dass eine Bakterienvielfalt im Mikrobiom herrscht. Dabei handelt es sich um Ballaststoffe, Probiotika und Präbiotika.

Ballaststoffe sind pflanzliche Faserstoffe, die nur unvollständig verdaut werden, aber dafür den Darmbakterien als Nahrung dienen und die Darmtätigkeit anregen. Es wird zwischen löslichen Ballaststoffen, die von den Darmbakterien abgebaut werden, und unlöslichen Ballaststoffen, welche in erster Linie Wasser binden und das Stuhlvolumen erhöhen, unterschieden. Ballaststoffe befinden sich in allen pflanzlichen Lebensmitteln wie Gemüse, Salat, Obst und Vollkornprodukten. Da in jedem Lebensmittel eine andere Form von Ballaststoffen steckt, ist es sinnvoll, möglichst vielfältig zu essen.

Probiotika sind lebende Mikroorganismen, die in unserem Darm gesundheitsfördernd wirken und bei der Neubesiedlung des Mikrobioms helfen können. Sie befinden sich unter anderem in Joghurt, Kefir, Sauermilchprodukten, Sauerkraut und eingelegtem Gemüse.

Präbiotika dienen den Probiotika als Nahrung und sind eine spezielle Form von Ballaststoffen. Man findet sie unter anderem in Lauch, Knoblauch, Zwiebeln, Artischocken, Schwarzwurzeln und Bananen. Eine besondere Form der Präbiotika stellt die resistente Stärke dar, die entsteht, wenn gekochte Nudeln, Kartoffeln oder Reis abkühlen. Sie wird durch erneutes Erhitzen nicht zerstört.

TIPP: Bauen Sie täglich Lebensmittel ein, die die Darmgesundheit fördern.

Übergewicht

Übergewicht und Adipositas sind einer der Hauptrisikofaktoren für Hyperurikämie und Gicht, vor allem, wenn es sich um bauchbetontes Übergewicht handelt. Dies liegt daran, dass die Stoffwechselveränderungen bei Adipositas, nämlich der permanent erhöhte Insulinspiegel, auch zu einer Erhöhung des Harnsäurespiegels führen. Jedes Kilo Fett weniger senkt somit das Risiko für einen Gichtanfall. Eine schnelle, unüberlegte Gewichtsabnahme um jeden Preis sollte jedoch vermieden werden, siehe Kapitel Fasten (S. 10). Zwei Kilogramm im Monat können als Richtwert dienen. Übergewicht und Adipositas sind chronische Erkrankungen, die oft nicht eigenständig behoben werden können. Für zusätzliche Hilfe ist eine Ernährungsberatung bei einer Diätologin ratsam.

Generell wird mit den Ernährungsempfehlungen bei Gicht eine gesundheitsfördernde Ernährung gelebt, welche für den Therapieerfolg entscheidender ist als eine reine Gewichtsabnahme. Das Körpergewicht ist nur ein einzelner Faktor, wohingegen unser alltägliches Essverhalten weit mehr Einfluss auf unsere Gesundheit und eben auf die Therapie von Gicht hat. Schließlich kann eine Gewichtsabnahme auch auf ungesunde Weise ohne Mehrwert erfolgen. Beispiele dafür sind die beliebte FDH Diät („Friss die Hälfte"), wobei keine Veränderung des Essverhaltens stattfindet, sondern lediglich weniger von den bisherigen ungesunden Speisen gegessen wird, oder das Kalorienzählen, bei welchem oft Hunger- und Sättigung außer Acht gelassen werden und abends, wenn noch Kalorien übrig sind, ohne Appetit und Hunger dennoch gegessen wird, nur weil es noch „erlaubt" ist. Dies sind Verhaltensweisen, die keine langfristigen Vorteile für die Gesundheit bieten. Es ist somit sinnvoller, sich nicht auf die Zahl auf der Waage zu fixieren, sondern die erfolgreiche Umsetzung von neu erlerntem, sinnvollem Essverhalten in den Vordergrund zu stellen.

Bewegung

Bewegung ist für einen gesunden Lebensstil absolut notwendig. Die österreichischen Bewegungsempfehlungen liegen bei zwei- bis dreimal pro Woche Ausdauertraining und zweimal pro Woche Krafttraining für gesundheitswirksame Bewegung.

Sollten Bewegung und Sport noch Neuland für Sie sein, ist es ratsam, langsam zu beginnen. Versuchen Sie zunächst, eine halbe Stunde spazieren zu gehen und dies auf dreimal pro Woche zu steigern. Anschließend können Sie in der nächsten Woche eine halbe Stunde Radfahren ausprobieren und so den Bewegungsumfang stetig ausbauen. Die Bewegungsart soll an die eigene Kondition angepasst werden. Bei körperlichen Einschränkungen kann eine Physiotherapeutin dabei unterstützen, die richtige Bewegungsart auszuwählen.

Vitamin C

Mit der Empfehlung zum ausreichenden Gemüse- und Obstkonsum wird zum Teil auch gleich eine weitere Empfehlung abgedeckt, nämlich die ausreichende Versorgung mit Vitamin C, welches die Ausscheidung der Harnsäure begünstigt. Eine besonders geeignete Lebensmittelkombination ist zum Beispiel Joghurt mit Obst und einem Spritzer Zitronensaft. Die Einnahme von Vitamin C als Nahrungsergänzungsmittel sollte mit der Ärztin besprochen werden.

MERKE: Vitamin C fördert die Harnsäureausscheidung.

Nährstofftherapie

Unterstützend zur Ernährungstherapie oder bei therapieresistenter Gicht kann eine Nährstofftherapie nach der orthomolekularen Medizin angestrebt werden. Diese sollte jedoch nur nach der Absprache mit einer Ärztin durchgeführt werden. Bei Hyperurikämie und Gicht wird zur Harnsäuresenkung und zur Verhinderung der Ablagerung von Harnsäurekristallen in den Gelenken folgendes empfohlen:

Substitution (Einnahme) von

- 5 mg Folsäure 3× täglich, akut
- 1 g Vitamin C 3× täglich, langfristig und akut
- 50–200 µg Molybdän täglich, langfristig

Vitamin C senkt bereits ab 500 mg den Harnsäurespiegel.

Wie finde ich in meinen neuen Ernährungsalltag?

Für eine erfolgreiche Behandlung von Gicht ist eine Ernährungsumstellung unumgänglich, da wir durch die Auswahl unserer Lebensmittel den größten Einfluss auf den Anstieg unseres Harnsäurespiegels haben.

Gerade am Anfang einer Ernährungsumstellung können sich Betroffene schnell überfordert fühlen. Jahrelange (Ess-)Gewohnheiten, die bereits automatisch abgelaufen sind, müssen nun überprüft und verändert werden. Das empfinden die meisten Menschen als mühsam oder gar als Herausforderung, die nicht zu bewältigen ist.

Damit die Veränderung tatsächlich langfristig gelingt, ist es empfehlenswert, sie Schritt für Schritt anzugehen, beispielsweise indem zunächst eine Mahlzeit am Tag nach den Ernährungsempfehlungen angepasst wird. Sie können die Mahlzeit auswählen, bei der es Ihnen am leichtesten fällt, etwas zu verändern. Jede kleine Veränderung ist ein Erfolg! Die eigene Denkweise macht den Unterschied – mit jedem noch so kleinen Schritt nach vorne laufen Sie den Schmerzen davon und in die Richtung Ihres neuen, unbeschwerten Lebens.

	Frühstück bisher	Frühstück neu Schritt 1	Frühstück neu Schritt 2
Variante 1	Zwei Semmeln mit Butter, Marmelade und Honig, dazu 1 Glas Orangensaft	Zwei Semmeln mit Käse und Cocktailtomaten, 1 Glas verdünnter Orangensaft	Zwei Stück Vollkornbrot mit Käse und Cocktailtomaten, ungesüßter Tee
Variante 2	Omelette mit Speck	Omelette mit Schinkenwürfeln	Omelette mit Zwiebeln, Paprika, Lauch

Die Beispiele dienen als Inspiration und können beliebig angepasst werden.

Sobald Sie das Gefühl haben, dass Sie die neue Mahlzeit gut im Griff haben, können Sie mit der Anpassung der nächsten Mahlzeit beginnen.

Beim selbstgekochten Mittagessen zuhause bietet sich die Möglichkeit, die bisher verwendeten Rezepte „Gicht-gerecht“ zu überarbeiten (z.B. mageres Fleisch verwenden oder durch Hülsenfrüchte ersetzen etc.).

Hier finden Sie einige Anregungen. Der Fantasie sind allerdings keine Grenzen gesetzt!

Statt ...	Lieber ...
Schinkenfleckerl	Krautfleckerl
Linsen mit Speck	Rahmlinsen
Reisfleisch	Tofu-Reis„fleisch“
Geschnetzeltes mit Reis	Pilzragout mit Reis
Beim Grillen: Kotelett	Grillkäse
Rindssuppe	Gemüsesuppe
Käsespätzle mit Speck	Käsespätzle ohne Speck
Wurstgulasch	Kartoffelgulasch

Berufstätige, die Zugang zu einer Kantine haben, können meist zwischen einem Fleischgericht und einem vegetarischen Gericht wählen und sind daher mit Letzteren gut versorgt. Wenn das Angebot in der Kantine jedoch nicht den eigenen Wünschen entspricht, besteht auch die Möglichkeit, eine entsprechende Mahlzeit von zuhause mitzunehmen. Dafür kann einfach abends eine Portion mehr gekocht werden und gleich für den nächsten Tag in eine transportfähige Dose gefüllt werden. Falls es keine Aufwärmmöglichkeit in der Firma gibt, stehen kalte Mahlzeiten wie Nudelsalat, belegte Brote oder gefüllte Wraps den warmen um nichts nach.

Beim Abendessen gilt dasselbe wie beim Mittagessen: selbstgekocht ist am besten. Oftmals kommt beim Abendessen die ganze Familie zusammen. Die Ernährungsempfehlungen bei Gicht entsprechen gesunden Empfehlungen, die jedem Familienmitglied guttun. Es muss daher nicht extra gekocht werden. Am besten bespricht man die gesundheitliche Situation mit der Familie und findet gemeinsam Gerichte, die sowohl den Empfehlungen entsprechen als auch den Geschmack von allen treffen.

Alle Betroffenen, die nicht kochen wollen oder können und auch keinen Zugang zu selbstgekochten Gerichten haben, greifen häufig zu Fertiggerichten. Wenn keine andere Möglichkeit als ein Fertiggericht besteht, überprüfen Sie die Zutaten genau und vergleichen Sie verschiedene Gerichte. Manche Fertiggerichte können auch aufgewertet werden, z. B. indem ein Salat (aus dem Glas) oder Gemüse (aus der Tiefkühltruhe) dazu serviert wird. Auch die kalte Küche bietet ohne großen Aufwand eine gesunde Vielfalt – Vollkornbrot mit Hüttenkäse und Salatgurke oder Mozzarella mit Tomaten sind Gerichte, die auch Kochmuffel leicht zubereiten können.

Eine gute Planung ist die halbe Miete. Um sich einen besseren Überblick über die eigenen Mahlzeiten zu verschaffen, kann auch ein Wochenspeiseplan erstellt werden. Dort können beispielsweise Restaurantbesuche oder Feiern eingeplant werden, bei denen Fleisch oder Alkohol konsumiert wird, sodass an diesen Tagen bewusst darauf geachtet wird, dass die restlichen Mahlzeiten und Getränke vegetarisch bzw. purinarm sind. Wochenspeisepläne helfen auch dabei, Lebensmittelverschwendung zu reduzieren.

Wochentag	Frühstück	Mittagessen	Abendessen
Montag – frei	Vollkornbrot mit Hummus und Paprika	Gemüselasagne mit Salat	Grahamweckerl mit Gouda und Tomaten Besuch von Nachbarn: Ein Glas Wein
Dienstag – Büro	Müsli mit Beeren, Leinsamen und Joghurt	Kantine: Krautfleckerl	Grillabend
Mittwoch – Büro	Selbstgemachter Buttermilchshake mit Marillen und Leinsamen „to go“	Roggenvollkornbrote mit Hüttenkäse, Salat, Gurken	Brathuhn mit Salzkartoffeln und Mischgemüse

PURINTABELLE

Äquivalenttabelle: Purin/Harnsäure

Alle Angaben sind in mg/100 mg.

Gelb — Werte zwischen 50 mg und 150 mg – eingeschränkt genießen

Rot — Werte, die größer sind als 150 mg – gänzlich weglassen oder nur zu besonderen Anlässen

Brot	Purin	Harnsäure
Halbweißbrot	19	45
Hefe/Germ pur	286	680
Kipferl/Hörnchen	17	40
Leinsamenbrot	19	45
Roggenbrot/Sechskorn	28	49
Roggenvollkornbrot	21	49
Salzstangen	42	100
Weckerl/Brötchen	17	40
Weißbrot	17	40
Weizenbrötchen	17	40
Weizenvollkornbrot	25	49
Zwieback	25	60

Eier, Fette	Purin	Harnsäure
1 Ei, Gewichtsklasse A	2	5
Becel Diät, 1 Portion	0,8	2
Butter	0	0
Maiskeimöl	0	0
Olivenöl	0	0
Pflanzenmargarine	0	0

Fisch und Krustentiere	Purin	Harnsäure
Anchovis-Sardellen	109	260
Auster	38	90
Forelle	83	297
Forelle frisch, ohne Haut	62	148
Garnele	61	147
Hecht	58	140
Heilbutt	75	178
Hering	88	210
Hering, frisch, ohne Haut	74	178
Heringsfilet, Heringsrogen	88	210
Hummer	79	190
Kabeljau	49	118
Kabeljaufilet	46	109
Kaviar, echt	50	120
Karpfen	60	144
Kaviarersatz	7	18
Krabben	62	147
Krebs	25	60
Köhler (Seelachs)	68	163
Lachs	71	170
Makrele	60	145
Makrele, frisch, mit Haut	167	400
Makrele, frisch, ohne Haut	75	180
Matjesfilet	92	219
Miesmuschel	154	370
Ölsardine	201	480
Rotbarsch	100	241
Räucheraal	33	78
Räuchermakrele	59	140
Sardelle	100	239
Sardine	144	345

Schellfisch	58	139
Scholle	39	93
Scholle, frisch, mit Haut	71	170
Scholle, frisch, ohne Haut	54	130
Seezunge	55	131
Sprotten	337	804
Thunfisch	107	257
Thunfisch mit Öl	122	290
Zander	46	110

Fleisch	Purin	Harnsäure
Fleischextrakt, Brühwürfel	1459	3500
Fleischkäse, Leberkäse	58	130
Gemischtes Hackfleisch	69	164
Hammelkotelett	61	146
Hammelende	81	195
Hase	44	105
Hirsch	67	160
Kalb, Schulter	59	140
Kalbsbries	252	1260
Kalbsfilet	59	140
Kalbsherz	76	180
Kalbskotelette	52	125
Kalbsleber	182	460
Kalbsniere	88	210
Kaninchen	60	145
Kutteln	59	140
Lammfleisch, Muskelfleisch	76	180
Leberpastete	52	125
Pferdefleisch	83	200
Reh, Rücken	44	105
Rind, Kamm	50	120

Rind, Schulter	46	110
Rinderbraten	59	140
Rinderbrust	38	90
Rinderfilet	46	110
Rinderhack	63	152
Rinderherz	107	256
Rinderleber	231	554
Rinderlunge	166	399
Rinderniere	112	269
Rinderzunge	67	160
Schwein, Kamm	59	140
Schweinebauch	42	100
Schweinebraten	48	115
Schweinefilet	63	150
Schweinehack	77	183
Schweinekotelett	49	118
Schweineleber	216	515
Schweineniere	139	334
Schweineschnitzel	67	160
Schweineschulter, gebraten	83	200
Schweinezunge	59	140

Geflügel	Purin	Harnsäure
Ente	58	138
Fasan	62	150
Gans	69	165
Huhn, Brust mit Haut	73	175
Huhn, Keule mit Haut	46	110
Putenschnitzel, roh	50	120
Truthahn	63	150

Gemüse	Purin	Harnsäure
Alle Gemüsesorten sind purinarm und sollten möglichst viel gegessen werden. Die meisten Gemüsesorten haben einen Harnsäuregehalt zwischen 15 und 50 mg/100 g und werden nicht extra angeführt. Sie können frei wählen und kombinieren!		
Die 2 purinärmsten Gemüsesorten sind:		
Kürbis	3	7
Salatgurke	2	6
Die 2 purinreichsten Gemüsesorten sind:		
Rosenkohl	25	60
Schwarzwurzel	29	70

Getränke	Purin	Harnsäure
Die 4 purinärmsten Getränke sind:		
Cola light	1	2
Kaffee natur	0	0
Tee	0	0
Wasser	0	0
Weißbier	6	15

Getreide	Purin	Harnsäure
Buchweizen	62	149
Dinkel	17	40
Gerstengraupen	34	82
Grieß	23	55
Grünkern	34	82
Grünkernmehl	53	125
Haferflocken	42	100
Hirse	35	85
Reis, natur	15	35
Reis, weiß	10	25
Roggen	20	47
Stärke	0	0

Tapioka	37	89
Vollkornmehl	35	84
Weizen	17	40
Weizengrieß	34	80
Weizenmehl	8	20
Weizenmehl, Type 405	17	40
Weizenmehl, Type 1700	34	80

Hülsenfrüchte, trocken	Purin	Harnsäure
Bohnen, weiß	54	128
Dörrbohnen	52	126
Grünerbsen	40	95
Kichererbsen	46	109
Linsen	53	127

Käse	Purin	Harnsäure
Brie 50 %	3	7
Camembert 30 %	13	30
Edamer 30 %	3	7
Emmentaler 45 %	4	10
Gouda 45 %	7	16
Fondue	11	26
Harzer 10 %	10	24
Hüttenkäse	4	9
Limburger 20 %	13	32
Parmesan	4	10
Rahm-Camembert 45 %	13	30
Schafkäse	13	30
Schmelzkäse 20 %	11	26
Schmelzkäse 60 %	5	13

Milch	Purin	Harnsäure
Buttermilch	0	0
Joghurt, natur	0	0
Kaffeesahne	0	0
Kondensmilch	0	0
Milch	0	0
Rahm, sauer	0	0
Rahm, süß	0	0
Schlagrahm	0	0
Speisetopfen	0	0
Süßmolke	0	0

Nüsse und Samen	Purin	Harnsäure
Baumnuss	10	25
Erdnuss	33	79
Haselnuss	15	37
Kürbiskerne	36	85
Mandel	15	37
Mohn	71	170
Paranüsse	9	22
Sesamsamen	26	62
Sonnenblumenkerne	60	143
Walnuss	10	25

Pilze	Purin	Harnsäure
Austernpilz	21	50
Champignon	25	60
Pfifferling	7	17
Steinpilz	30	92

Obst	Purin	Harnsäure
Alle Obstsorten haben einen sehr geringen Harnsäuregehalt zwischen 5 und 20 mg/100 g.		
Die 3 purinärmsten Obstsorten sind		
Apfel	6	15
Birne	5	12
Rhabarber	2	5
Trockenfrüchte sind konzentriert und weisen daher einen höheren Harnsäuregehalt auf.		
Aprikose, gedörrt	31	73
Feige, gedörrt	27	64
Orangeat	11	25
Pflaume, gedörrt	27	64

Sojaprodukte	Purin	Harnsäure
Sojabohnen	80	190
Sojabohnenmehl	123	296
Sojafleisch	154	370
Sojapulver	110	265
Sojasauce	25	60
Sojaschrot	84	200
Tofu	29	70

Süßes	Purin	Harnsäure
Aprikosenkonfitüre	4	9
Eiscreme	4	10
Erdbeerkonfitüre	5	12
Halbbitterschokolade	29	70
Marzipan	21	50
Müsliriegel	40	96
Nougat	25	60
Nuss-Nougat-Creme	29	70
Vollmilchschokolade	25	60

Teigwaren	Purin	Harnsäure
Eierteigwaren	22	52
Hörnchen	22	52
Nudeln, gekocht	22	52
Reis, poliert	29	70
Reis, unpoliert	42	100
Spaghetti	22	52
Vollkornnudeln gekocht	21	50

Wurstwaren	Purin	Harnsäure
Bierschinken	36	85
Blutwurst	23	55
Gelatine	16	37
Fleischwurst	33	78
Jagdwurst	47	112
Kalbsbratwurst	37	91
Kochspeck, geräuchert	53	124
Leberwurst	53	124
Mettwurst	69	165
Mortadella	31	74
Putenwurst	40	96
Salami	54	130
Schweinebratwurst	44	104
Schweineschinken, gekocht	42	101
Schweineschinken, roh	55	131
Weißwurst	30	70
Wiener/Frankfurter Würstchen	33	78

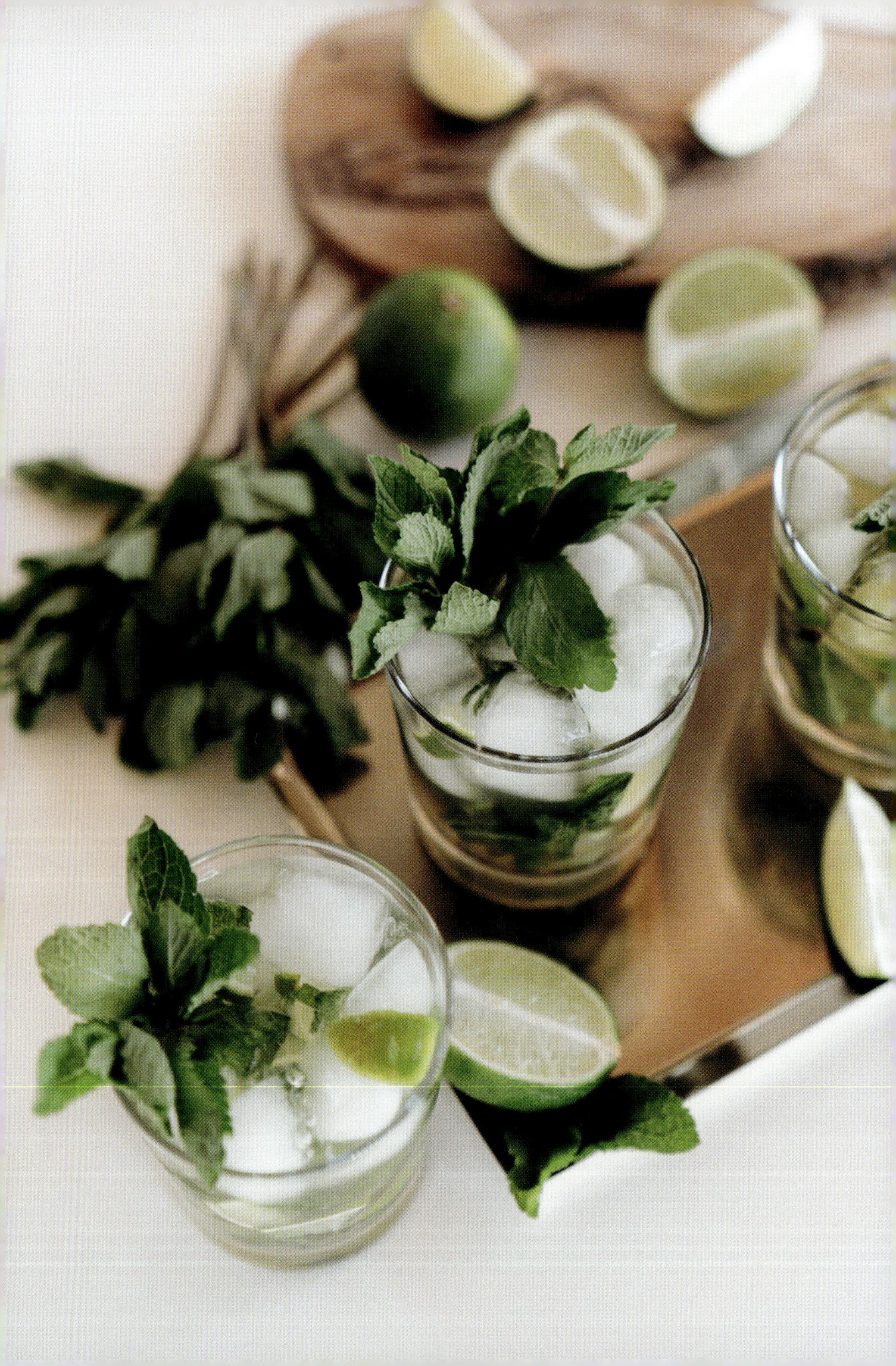

REZEPTE

GETRÄNKE

ALKOHOLFREIER WEICHSEL-MOJITO

Zutaten für 2 Gläser:

- 120 g Weichseln (Glas, abgetropft)
- 4 EL Limettensaft
- 2 EL Zitronensaft
- 1 EL Mandelsirup (z. B. Monin)
- 150 g Crushed Ice
- 8 Stiele Minze
- 100 ml Mineralwasser mit Kohlensäure, kaltgestellt

Zubereitung:
Die Weichseln mit Limettensaft, Zitronensaft, Mandelsirup und der Hälfte des Crushed Ice in einem Mixer fein pürieren. Je 4 Stiele Minze in zwei Gläser geben und mit einem Löffel im Glas andrücken. Weichselmischung zugeben. Mit kaltem Mineralwasser und dem restlichen Eis auffüllen und sofort servieren.

ALKOHOLFREIER WASSERMELONEN-COCKTAIL

Zutaten für 4 Gläser:

- 100 g Himbeeren
- 200 g Erdbeeren
- 600 g Wassermelone
- 1 Zitrone
- 400 ml Mineralwasser mit Kohlensäure, kaltgestellt
- Eiswürfel
- frische Zitronenmelisse

Zubereitung:
Himbeeren und Erdbeeren pürieren und durch ein Sieb streichen, damit die Kerne entfernt werden. Wassermelone schälen und kleinschneiden, anschließend zum Beerenpüree geben und mit dem Zitronensaft nochmal pürieren. 4 Gläser bereitstellen und zu einem Drittel mit dem Fruchtpüree füllen. Mit eisgekühltem Mineralwasser auffüllen, Eiswürfel dazugeben und den Rest des Pürees hinzugeben. Mit Beeren und Zitronenmelisse dekorieren.

TIPP: Es können auch Tiefkühlbeeren verwendet werden.

ERFRISCHENDES SOMMERWASSER

Zutaten für 4 Gläser:

- 3 Gurkenscheiben
- 2 Zitronenscheiben
- 1 Zweig Basilikum
- 800 ml Wasser mit Kohlensäure, kaltgestellt

Zubereitung:
Zitronenscheiben in Stücke schneiden und mit Gurkenscheiben in ein hohes Gefäß geben. Basilikumblätter abzupfen und dazugeben. Mit dem kalten Wasser auffüllen und 20 Minuten ziehen lassen. Anschließend den Inhalt abseihen und das Wasser gekühlt servieren.

HIMBEER-MINZ-EISTEE

Zutaten für 4 Gläser:

- 8 g Minze, frisch
- 100 g Himbeeren, tiefgekühlt
- 800 ml Wasser

Zubereitung:
Das Wasser aufkochen und auf die frische Minze gießen. Fünf Minuten ziehen lassen und anschließend die Minze heraussieben. Die Himbeeren dazugeben und alles abkühlen lassen. Anschließend abseihen und den Eistee mit Eiswürfeln servieren.

PFIRSICH-LIMETTEN EISTEE

Zutaten für 4 Gläser:

- 3 Pfirsiche
- 1 Limette
- 4 Beutel Schwarztee
- 600 ml Wasser
- Eiswürfel

Zubereitung:
Die Pfirsiche würfeln und eine halbe Limette in Scheiben schneiden. Beides mit den Teebeuteln in eine Schüssel geben. Das Wasser erhitzen und damit die Pfirsiche, Limette und Teebeutel aufgießen. 4–5 Minuten ziehen lassen, anschließend die Teebeutel und Limettenscheiben entfernen. Den Rest 10 weitere Minuten ziehen lassen. Von der zweiten halben Limette den Saft entnehmen und zum Tee hinzufügen. Die Pfirsiche entfernen. Anschließend alles rasch mit Eiswürfeln abkühlen und sofort servieren.

TIPP: Die Pfirsiche können anderweitig verwendet werden, z. B. im Porridge, oder zu Mus verarbeitet und mit Joghurt serviert werden.

TEEMISCHUNG BEI GICHT

Zutaten für 4 Gläser:

- 20 g Geissbart
- 20 g Weidenrinde
- 20 g Beinwellwurzel
- 10 g Hauhechelwurzel
- 10 g Angellkawurzel
- 10 g Goldrutenkraut
- 10 g Schafgarben

Zubereitung:

Alle Kräuter miteinander vermengen und in einem luftdicht verschließbaren Gefäß aufbewahren.

Für die Zubereitung einer Tasse Tee einen Teelöffel der Kräutermischung aufbrühen und 10–15 Minuten ziehen lassen. Anschließend abseihen und trinken. Empfehlenswert sind täglich 2 3 Tassen, um das Abklingen einer Entzündung zu unterstützen.

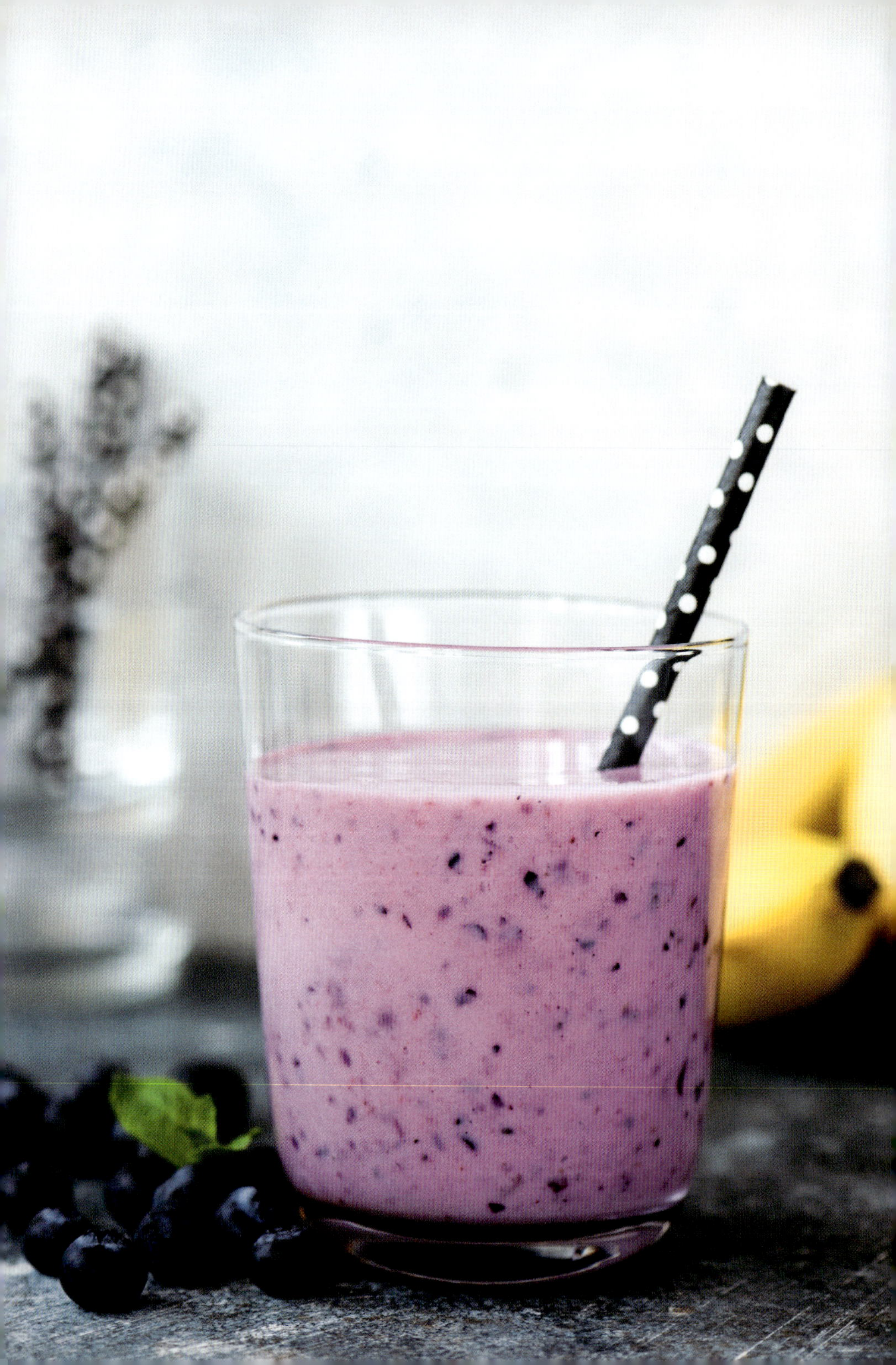

FRÜHSTÜCK

HEIDELBEERSHAKE

Zutaten für 3 Portionen:

- 250 g Heidelbeeren
- 2 Bananen
- 20 g Cashewkerne
- 20 g Haferflocken
- 500 ml Haferdrink
- 100 g Topfen/Quark

Zubereitung:

Heidelbeeren waschen und abtrocknen. Falls Tiefkühlobst verwendet wird, über Nacht auftauen lassen. Bananen in kleine Stücke schneiden und Cashews hacken.

Alle Zutaten pürieren. Je nach gewünschter Konsistenz noch mehr Haferdrink hinzufügen. Auf 3 Trinkgefäße aufteilen.

TIPP: Der Shake eignet sich auch gut zum Vorbereiten und hält 2–3 Tage im Kühlschrank. Ideal für ein schnelles Frühstück unterwegs.

BUNTE EIERSPEISE

Zutaten für 1 Portion:

- 2 Eier
- 50 g Lauch/Porree
- 1 Knoblauchzehe
- 50 g Paprika, gelb
- 50 g Paprika, rot
- 25 g Blattspinat
- 1 Spritzer Zitronensaft
- Salz
- Pfeffer
- Kurkuma
- 1 TL Rapsöl
- 1 Scheibe Vollkornbrot

Zubereitung:

Den Lauch in feine Ringe schneiden und den Knoblauch sehr fein hacken. Paprika in Würfel schneiden. Lauch und Knoblauch mit Öl anbraten. Nach zwei Minuten Paprika zugeben. Nach weiteren zwei Minuten Blattspinat hinzufügen.

Die beiden Eier aufschlagen, mit etwas Salz, Pfeffer und Kurkuma würzen und in die Pfanne geben. Die Eierspeise bis zur gewünschten Konsistenz braten.

Die Eierspeise bei Bedarf nochmal mit Gewürzen und dem Zitronensaft abschmecken und auf einem Teller anrichten. Dazu das Vollkornbrot servieren.

TIPP: Vegane Alternative – statt den Eiern 150 g Naturtofu mit den Händen zerkrümeln und in die Pfanne geben. Kurz anbraten lassen und anschließend 50 ml pflanzliche Milch beigeben. So lange köcheln lassen, bis eine weiche, aber nicht mehr flüssige Konsistenz entstanden ist.

DREIKORNBREI

Zutaten für 2 Portionen:

- 40 g Polenta
- 40 g Amaranth
- 40 g Quinoa
- 350 ml Wasser
- 250 ml Milch + 2 EL extra
- 1 Spritzer Zitronensaft
- 2 EL Zucker
- 200 g Erdbeeren
- Zimt

Zubereitung:

Polenta, Amaranth und Quinoa vermengen. Wasser und Milch aufkochen, Getreide einrieseln lassen, Hitze reduzieren und kräftig rühren. 15–20 Minuten köcheln lassen, dabei regelmäßig umrühren. Zum Schluss den Zitronensaft unterrühren. Den Brei auf zwei Schüsseln verteilen. Jeweils 1 EL Milch sowie Zucker, Erdbeeren und Zimt hinzugeben.

FRUCHTIGER VANILLE-FRISCHKÄSE

Zutaten für 1 Portion:

- 200 g Hüttenkäse/Frischkäse, körnig
- 1 TL Zucker
- 1 EL Mandeln
- 1 TL Leinsamen
- 1 TL Vanilleextrakt
- 150 g Brombeeren

Zubereitung:

Brombeeren waschen, trockenreiben, entkernen und kleinschneiden. Mandelkerne grob hacken.

Hüttenkäse in einer Schüssel mit Zucker, Vanilleextrakt und Leinsamen mischen. Die Brombeeren daraufgeben und mit Mandeln garniert servieren.

AMARANTHPUDDING

Zutaten für 2 Portionen:

- 130 g Amaranth
- 400 ml Milch
- 1 TL Zucker
- 40 g Haselnüsse
- 100 g Himbeeren
- 100 g Brombeeren
- 1 EL Cashewmus

Zubereitung:

Für den Pudding Amaranth mit Milch in einem Topf aufkochen. Bei mittlerer Hitze ca. 20 Minuten köcheln lassen, bis die Körner weich sind. Bei Bedarf noch einen Schuss Milch hinzufügen. Zucker hinzugeben und gut durchrühren. Amaranth abgedeckt 10 Minuten ziehen lassen.

Nüsse grob hacken und zusammen mit den gewaschenen Beeren auf dem warmen Pudding verteilen. Das Cashewmus darübergeben.

KAROTTEN-FRÜHSTÜCKSKEKSE

Zutaten für 20 Kekse:

- 120 g Haferflocken
- 130 g Vollkornmehl
- 1 EL Backpulver
- 1 TL Zimt
- ½ TL Salz
- ¼ TL Ingwer, gerieben
- 150 g Karotten, gerieben
- 100 g Haselnüsse, gehackt
- 50 g Feigen
- 50 g Zucker
- 50 ml Rapsöl
- 20 ml Milch

Zubereitung:

Ofen auf 190° C Umluft vorheizen. Ein Backblech mit Backpapier auslegen. In einer Schüssel Haferflocken, Mehl, Backpulver, Zimt, Salz und Ingwer vermengen. Karotten, Feigen und Nüsse hinzufügen. In einer zweiten Schüssel Zucker, Milch und Öl vermischen und zu den anderen Zutaten geben. Falls die Konsistenz zu dick ist, noch mehr Milch hinzufügen.

Die Teigkleckse auf ein Backblech geben und ausreichend Abstand zwischen den Keksen lassen. Die Keksmasse flach drücken.

15–17 Minuten backen, bis die Kekse eine goldbraune Farbe haben. 10 Minuten auf dem Backblech direkt abkühlen lassen, anschließend in einer offenen Box vollständig abkühlen lassen.

TIPP: Die Kekse können problemlos auf Vorrat gebacken und eingefroren werden.

MÜSLI MIT JOGHURT UND WEICHSELN

Zutaten für 2 Portionen:

- 400 g griechischer Joghurt
- 2 EL Zitronensaft
- 300 g Weichseln
- 20 g Zucker
- 1 Vanilleschote
- 40 g Vollkornhaferflocken
- 20 g Walnusskerne

Zubereitung:

Die Weichseln halbieren und entsteinen. Weichseln mit Zucker mischen und 30 Minuten ziehen lassen. Den griechischen Joghurt mit 1–2 EL Zitronensaft verrühren.

Vanilleschote einschneiden und die Vanille herauskratzen. Joghurt mit Vanille mischen und in 2 Schälchen füllen. Weichseln und den ausgetretenen Saft auf dem Joghurt verteilen. Mit den Haferflocken und den Walnüssen bestreuen.

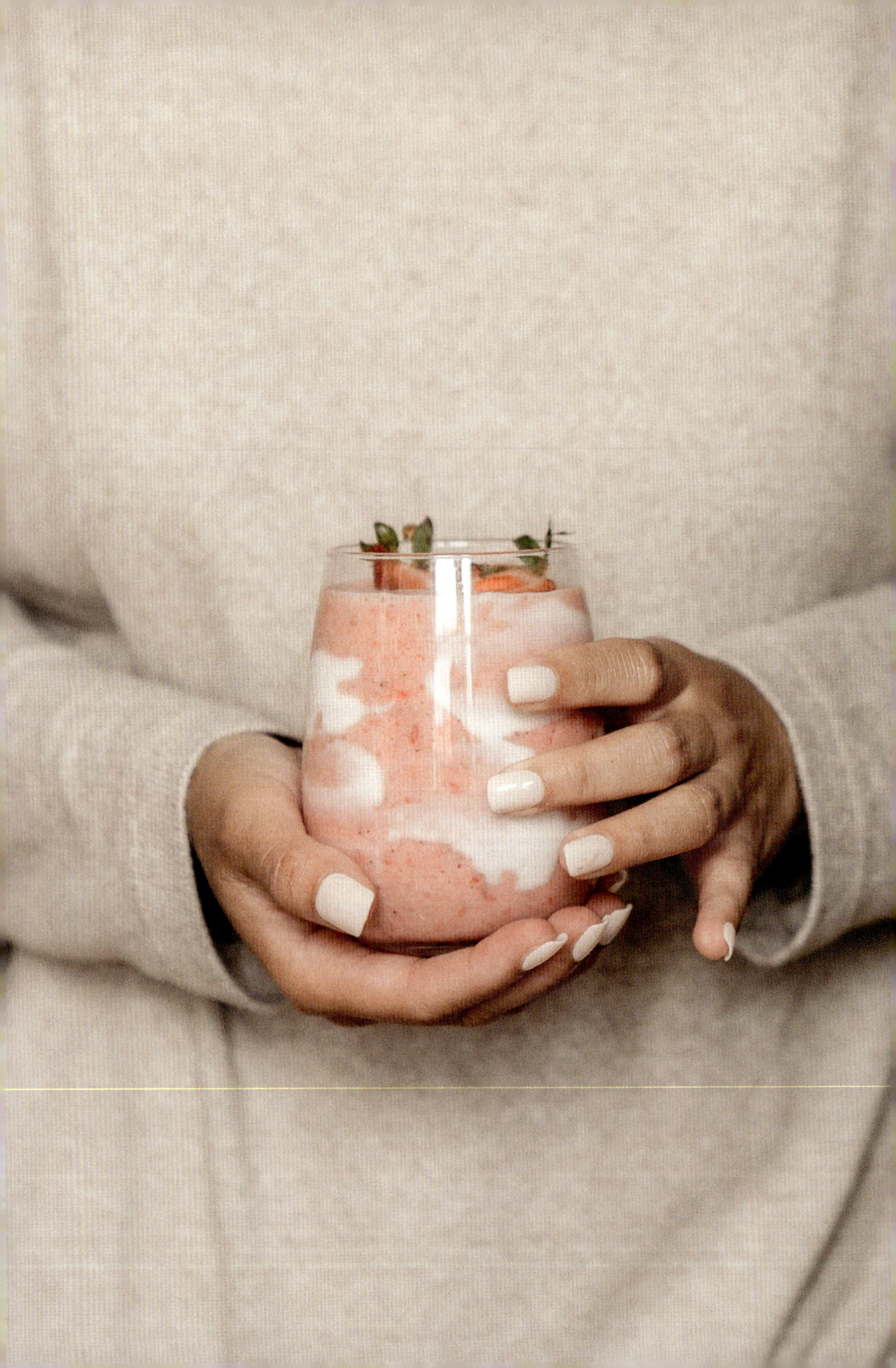

ERDBEERCREME

Zutaten für 2 Portionen:

- 500 g Joghurt
- 100 g Skyr
- 200 g Erdbeeren
- 30 g Datteln
- 10 g Leinsamen
- 5 g Weizenkleie
- 20 g Pekannüsse

Zubereitung:

Joghurt und Skyr verrühren. Leinsamen und Weizenkleie daruntermischen. Erdbeeren waschen, entkernen, in kleine Stücke schneiden und gemeinsam mit gehackten Datteln und einem Schuss Wasser pürieren. Nur so viel Wasser hinzugeben, bis eine cremige Konsistenz entsteht. Erdbeercreme auf die Joghurtmischung geben. Mit Pekannüssen bestreuen.

TIPP: Statt Erdbeeren eignet sich auch jedes andere Obst nach Belieben.

FRÜHSTÜCKSWRAPS

Zutaten für 4 Portionen:

- 50 g Rucola
- 50 g Salat, gemischt
- 150 g Tomaten
- 4 Eier
- Salz
- Pfeffer
- 2 EL Rapsöl
- 4 Scheiben Schinken
- 4 Vollkorntortillas
- 4 Scheiben Mozzarella

Zubereitung:

Zuerst den Salat waschen und abtropfen lassen. Tomaten waschen, Strunk entfernen und in dünne Scheiben schneiden. In einer Schüssel die Eier mit Salz und Pfeffer verquirlen.

In einer Pfanne Öl erhitzen. Eier in die Pfanne gießen und langsam bis zur gewünschten Konsistenz anbraten.

Tortillas kurz im Ofen aufwärmen. Anschließend mit jeweils einer Scheibe Schinken belegen. Salat und Tomaten auf den Schinken geben. Das frische Rührei in die Wraps geben, Mozzarella darauflegen, aufrollen und sofort servieren.

SCHOKO-SKYR MIT ERDBEEREN UND GERÖSTETEN DINKELFLOCKEN

Zutaten für 2 Portionen:

- 50 g Mandeln, gehobelt
- 40 g Dinkelflocken
- 1 Prise Zimt
- 500 g Skyr
- 20 g Backkakao
- 20 g Zucker
- 200 g Erdbeeren

Zubereitung:

Mandeln und Dinkelflocken in einer Pfanne ohne Fettzugabe goldgelb rösten. In eine Schüssel geben und mit Zimt und dem halben Zucker vermengen.

Den Skyr mit Kakao und dem restlichen Zucker verrühren.

Die Erdbeeren waschen, putzen und würfeln. Den Skyr auf zwei Schüsseln aufteilen, mit den Erdbeeren garnieren und mit dem Dinkelflocken-Mix bestreuen.

SELBSTGEMACHTES MÜSLI

Zutaten für 5 Portionen:

- 100 g Haferflocken
- 100 g Dinkelflocken
- 50 g Walnüsse
- 50 g Leinsamen
- 2 EL Rapsöl
- 30 g Erdnussmus
- 2 TL Zimt
- 1 Prise Salz

Zubereitung:

In einer Pfanne das Rapsöl erhitzen. Walnüsse kleinhacken.

Die Getreideflocken, Walnüsse, Leinsamen, den Zimt und das Salz in der Pfanne auf niedriger Stufe ca. 5 Minuten in Öl anrösten, bis alles leicht duftet. Nun Erdnussmus dazugeben und alles gut durchmischen.

In ein verschließbares Gefäß geben und innerhalb einer Woche verbrauchen.

TIPP: Müslimischungen sollten lieber öfter frisch zubereitet werden anstatt größere Mengen auf Vorrat. So kann auch immer neu variiert werden (z. B. Mandeln statt Pekannüsse, Chiasamen statt Leinsamen etc.). Wenn kein Erdnussmus verwendet wird, verlängert sich die Haltbarkeit.

VOLLKORNSANDWICH MIT SÜSSKARTOFFELN UND RICOTTA

Zutaten für 2 Portionen:

- 220 g Süßkartoffeln
- 60 g roter Betesalat/roter Rübensalat, abgetropft
- 50 g Frischkäse
- 1 EL Zucker
- 3 Zweige Rosmarin
- 2 Feigen, getrocknet
- 60 g Vogerlsalat/Feldsalat
- 4 Scheiben Roggenvollkornbrot
- 2 EL Rapsöl
- Salz
- Pfeffer

Zubereitung:

Backofen auf 190°C vorheizen. Backblech mit Backpapier auslegen. Süßkartoffeln waschen, Enden abschneiden und in fingerdicke Scheiben schneiden. Rundherum mit Öl einstreichen, mit Salz und Pfeffer würzen und auf dem Backblech auslegen. Im heißen Ofen ca. 20 Minuten goldbraun backen.

Frischkäse mit Zucker verrühren. Rosmarinnadeln von den Zweigen zupfen, fein hacken und unterrühren. Mit Salz und Pfeffer würzen.

Feigen grob hacken. Alle Scheiben Vollkornbrot mit Frischkäse einstreichen. Die Hälfte der Scheiben jeweils mit Süßkartoffeln und roten Beten belegen. Abschließend mit etwas Frischkäse bestreichen. Restliche Brotscheiben mit Feigen bestreuen und mit Vogerlsalat belegen. Je zwei unterschiedlich belegte Brote zu einem Sandwich zusammenklappen.

ZWEIERLEI HUMMUS TOAST

Zutaten für 2 Portionen:

- 4 Scheiben Vollkornbrot
- 120 g Hummus
- 1 Avocado
- 1 Tomate
- 1 TL Pinienkerne
- 1 TL Balsamicoessig
- 1 TL Sesam
- 20 g Rucola
- 1 Prise Meersalz
- 1 EL Walnüsse

Zubereitung:

Hummus auf die Brote streichen. Avocado schälen, entkernen und in Scheiben schneiden. Tomate in Scheiben schneiden. Zwei der Brote mit je einer halben Avocado belegen und mit Walnüssen, Sesam und Meersalz bestreuen. Die restlichen zwei Brote mit Tomaten, Pinienkernen und Rucola belegen und mit ein paar Tropfen Balsamico beträufeln.

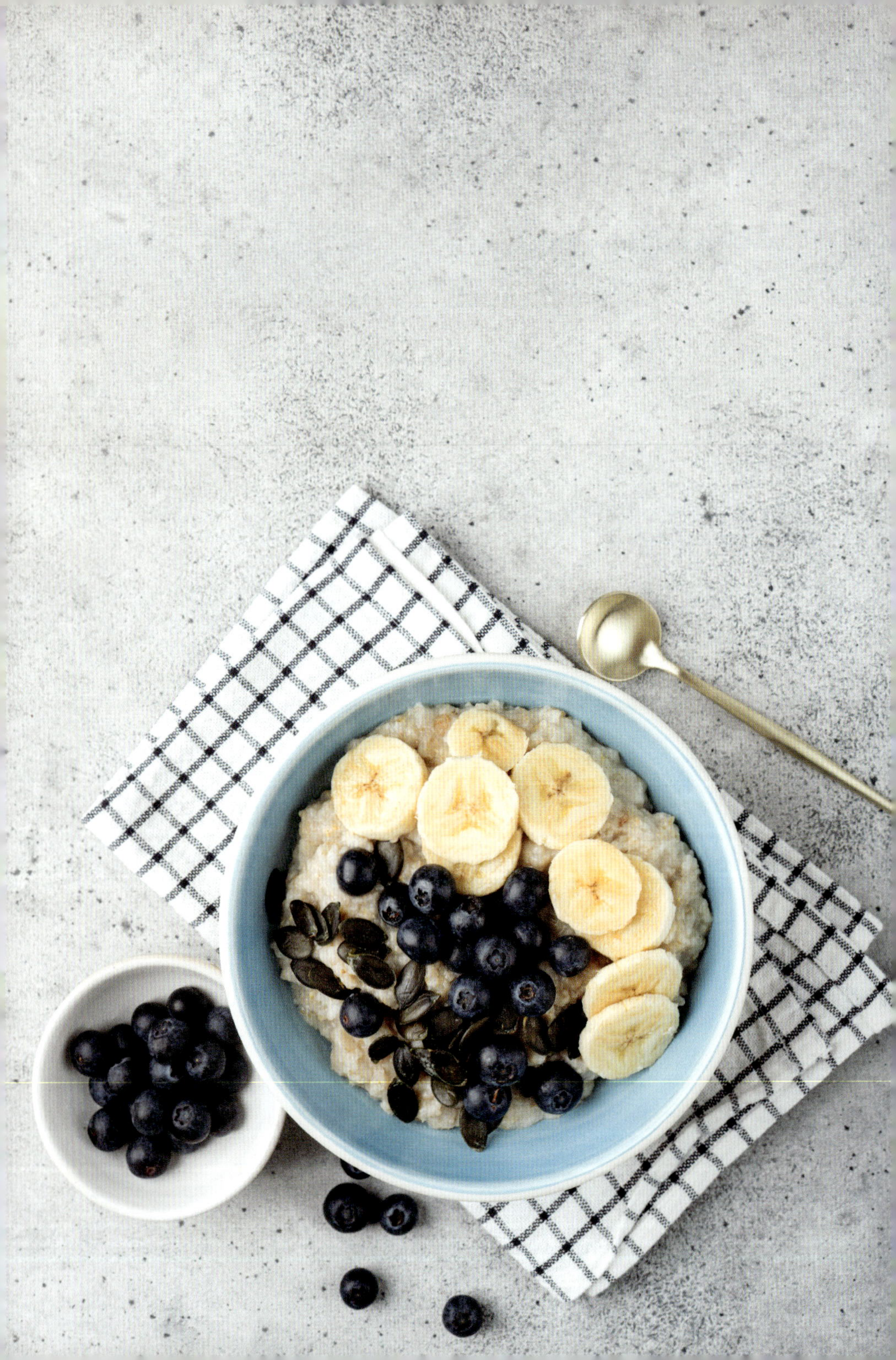

OVERNIGHT OATS

Zutaten für 1 Portion:

- 50 g Haferflocken
- ½ Banane, zerdrückt
- 1 Prise Zimt
- 50 g Topfen/Quark
- 2 TL Kakaopulver, ungesüßt
- 100 ml Mandeldrink
- Obst nach Wahl, kleingeschnitten
- Nüsse nach Wahl

Zubereitung:

Alle Zutaten miteinander vermengen und in ein verschließbares Gefäß geben. Über Nacht im Kühlschrank aufbewahren und am nächsten Morgen mit Obst und Nüssen belegen.

TIPP: Dieses Frühstück eignet sich perfekt zum Mitnehmen.

ORIENTALISCHES FRÜHSTÜCKSBROT

Zutaten für 4 Portionen:

- 300 g Kichererbsen
- Saft einer Zitrone
- 100 g Tahini
- ½ TL Kreuzkümmel, gemahlen
- 1 EL Olivenöl
- 1 Knoblauchzehe
- 50–100 ml Wasser, kalt
- ½ TL Salz
- 8 Scheiben Vollkornbrot
- 1 Paprika, rot
- 50 g Sprossen nach Wahl
- 30 g Granatapfelkerne

Zubereitung:

Für den Hummus die Kichererbsen abgießen und in ein hohes, schmales Gefäß geben. Knoblauchzehe schälen und hacken. Knoblauch, Zitronensaft, Tahini, Kreuzkümmel, Salz, Olivenöl und vorerst 50 ml Wasser dazugeben. Alles mit einem Stabmixer fein pürieren. Bei Bedarf mehr kaltes Wasser für eine cremigere Konsistenz hinzufügen.

Paprika entkernen, waschen und in feine Streifen schneiden. Sprossen waschen und auf einem Geschirrtuch trockentupfen.

Alle 8 Vollkornbrote mit Hummus bestreichen. Vier davon mit Paprikastreifen sowie Sprossen und Granatapfelkernen belegen. Die anderen vier Brote auf jeweils ein belegtes Brot setzen und servieren.

TIPP: Der Hummus ist im Kühlschrank drei Tage lang haltbar.

ZWISCHENMAHLZEITEN & VORSPEISEN

FETA-JOGHURT-DIP

Zutaten für 4 Portionen:

- 100 g Feta
- 200 g griechischer Joghurt
- 5 EL Olivenöl
- 2 Knoblauchzehen
- Petersilie
- 1 Bio-Zitrone (Saft und Abrieb)
- Salz
- Pfeffer

Zubereitung:
Den Feta zerkrümeln und zusammen mit dem Joghurt und Olivenöl mit einem Stabmixer pürieren. Petersilie und Knoblauch fein hacken. Zitronenabrieb, Petersilie, Knoblauch, Salz und Pfeffer in die Feta-Joghurt-Mischung einrühren und mit Zitronensaft abschmecken. In einer kleinen Schüssel anrichten.

TIPP: Der Dip passt sehr gut als Beilage zum Grillen oder auch zu Gemüsechips.

GEMÜSECHIPS

Zutaten für 4 Portionen:

- 300 g Karotten
- 300 g Zucchini
- 300 g Melanzani/ Aubergine
- 300 g Hokkaido
- 5 EL Olivenöl
- Gewürze nach Wahl (z. B. Salz, Pfeffer, Paprikapulver, Chilipulver, Knoblauch etc.)

Zubereitung:
Das Gemüse in kleine, dünne Scheiben schneiden. In einer großen Schüssel mit Öl, Salz, Pfeffer und Gewürzen vermengen. Auf einem Backblech die gewürzten Gemüsescheiben nebeneinander und möglichst nicht übereinander verteilen. Bei 170° C Umluft ca. 45 Minuten backen. Zwischendurch die Ofentür öffnen, damit die Feuchtigkeit entweichen kann. Je nach Menge und Dicke der Scheiben kann die Backzeit variieren, daher gegen Ende nicht unbeaufsichtigt lassen, damit sie nicht verbrennen. Die Gemüsechips abkühlen lassen und nach dem Abkühlen sofort genießen.

TIPP: Gemüse nach dem Schneiden mit Salz bestreuen, 20 Minuten stehen lassen und austretende Flüssigkeit abwischen. So werden die Chips noch knuspriger.

FRUCHTIGER APFEL-KAROTTEN-NUSS-AUFSTRICH

Zutaten für 4 Portionen:

- 75 g Karotten
- 25 g Apfel
- etwas Orangensaft
- 75 g Topfen/Quark
- 1 TL Joghurt
- 1 TL gehackte Walnüsse
- 1 TL gehackte Paranüsse
- Salz
- Pfeffer
- 1 Prise Ingwer

Zubereitung:
Karotten und Apfel waschen, putzen und fein raspeln. Mit etwas Orangensaft beträufeln. Topfen mit Joghurt glattrühren, Karotten, Apfel, Walnüsse und Paranüsse dazugeben und gut durchrühren. Aufstrich mit Salz, Pfeffer und einer Prise Ingwer würzen.

MÜSLIKEKSE

Zutaten für 20 Portionen:

- 100 g Haferflocken
- 50 g Datteln, getrocknet
- 50 g Feigen, getrocknet
- 50 g Nussmischung
- 10 ml Rapsöl
- 50 g Zucker
- 90 g Haselnussmus
- 20 g Leinsamen, geschrotet

Zubereitung:
Leinsamen in 6 EL Wasser einrühren und quellen lassen. Nüsse und Haferflocken kleinhacken und in einer Pfanne ohne Fett vorsichtig anrösten. Datteln und Feigen kleinhacken. Haselnussmus, Rapsöl und Zucker in einem Topf erwärmen und die anderen Zutaten unterheben. Alles gut vermischen und gleichmäßige Kugeln daraus formen. Auf ein Backblech auflegen und flach drücken. Den Teig 15–20 Minuten bei 150° C Ober-/Unterhitze im Backofen backen und danach auf dem Blech abkühlen lassen.

TIPP: Grundrezept Nussmus
Nussmus kann mittlerweile in jedem größeren Supermarkt gekauft, doch auch ganz einfach selbst gemacht werden. Der Vorteil besteht darin, dass es stets frisch und frei von Zusätzen zubereitet werden kann. Dafür 150 g geschälte Nüsse in einer Küchenmaschine so lange mixen, bis diese zu einem Mus werden. Dies kann einige Minuten dauern. Für besondere Cremigkeit 1 TL Öl zugeben.

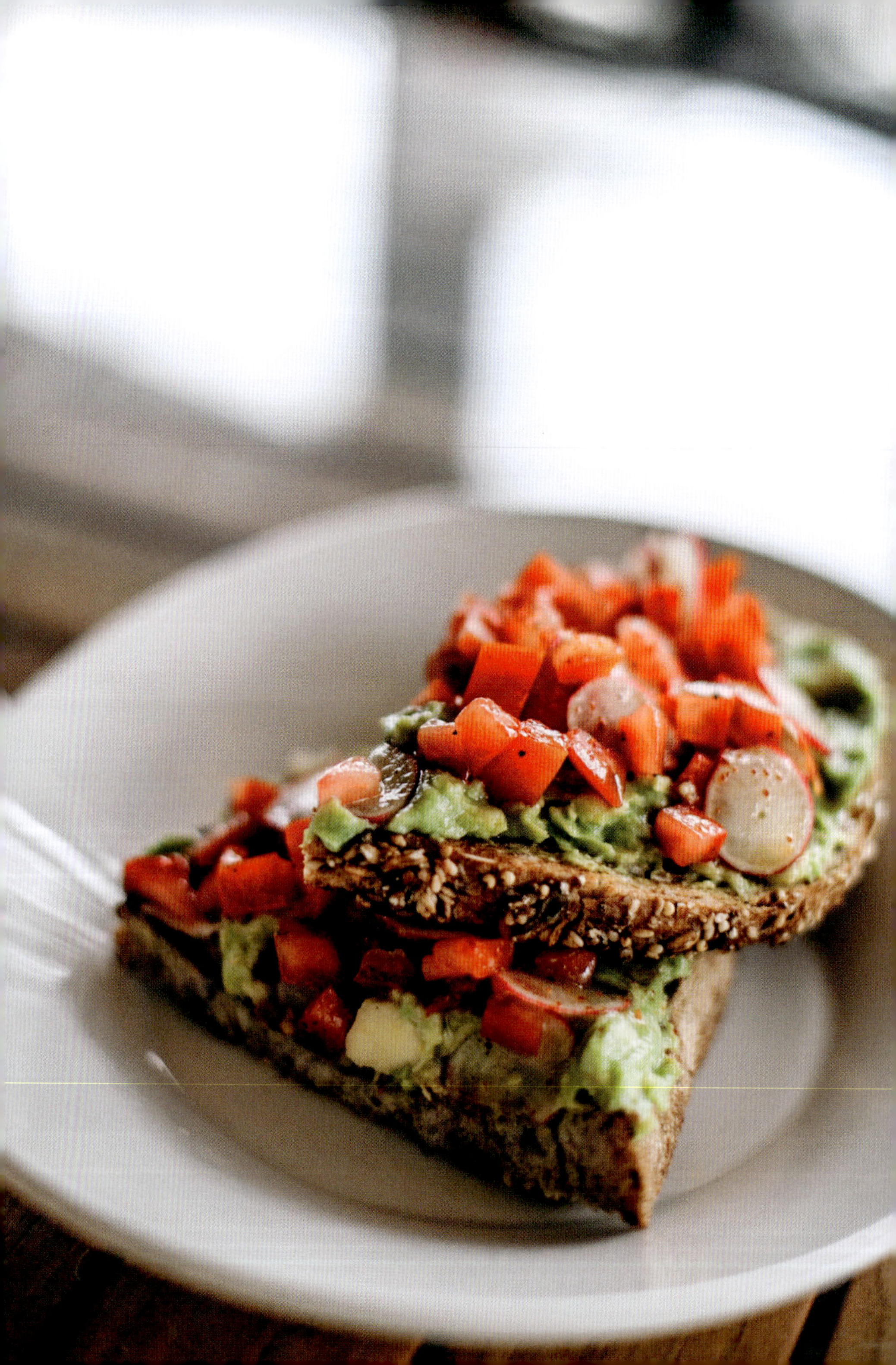

AVOCADOAUFSTRICH

Zutaten für 6 Portionen:

- 1 Avocado, reif
- 1 EL Zitronensaft
- 50 g Tomaten
- 15 g Basilikum
- 1 EL Sauerrahm/saure Sahne
- 1 EL Joghurt
- Salz
- Pfeffer

Zubereitung:
Die Avocado halbieren, den Kern entfernen und die Fruchtmasse mit einem Löffel herauskratzen. Dann die Tomate in feine Würfel schneiden. Die Avocado, den Zitronensaft, den Sauerrahm, das Joghurt und das Basilikum in einen Mixer geben. Wenn die Masse schön cremig ist, die fein gewürfelten Tomaten dazugeben und mit Salz und Pfeffer würzen.

HOKKAIDO AUF BLATTSALAT

Zutaten für 4 Portionen:

- 200 g Hokkaido-Kürbis
- 1–2 EL Olivenöl
- Salz
- Pfeffer
- 120 g Blattsalat
- 2 EL Kürbiskernöl
- 2 EL Balsamicoessig
- 3 EL Kürbiskerne, geröstet
- 60 g Feta

Zubereitung:
Backofen auf 180° C bei Ober-/Unterhitze vorheizen. Kürbis in Spalten schneiden, mit Olivenöl bestreichen und für ca. 25 Minuten ins Rohr geben. Salat waschen und schleudern, mit Kürbiskernöl, Balsamicoessig, Salz und Pfeffer marinieren. Feta in Würfel schneiden. Gebackenen Kürbis auf dem Blattsalat anrichten und mit gerösteten Kürbiskernen und Feta bestreuen.

TSATSIKI

Zutaten für 4 Portionen:

- 500 g griechisches Joghurt
- 350 g Salatgurken
- 3 Knoblauchzehen
- 1 EL Zitronensaft, frisch gepresst
- Salz
- Pfeffer

Zubereitung:

Gurke schälen und in Streifen schneiden. Gut salzen und beiseitestellen. Knoblauchzehen schälen und in das Joghurt pressen. Die Gurke ausdrücken, in das Joghurt geben und gut durchrühren. Mit Zitronensaft, Salz und Pfeffer würzen.

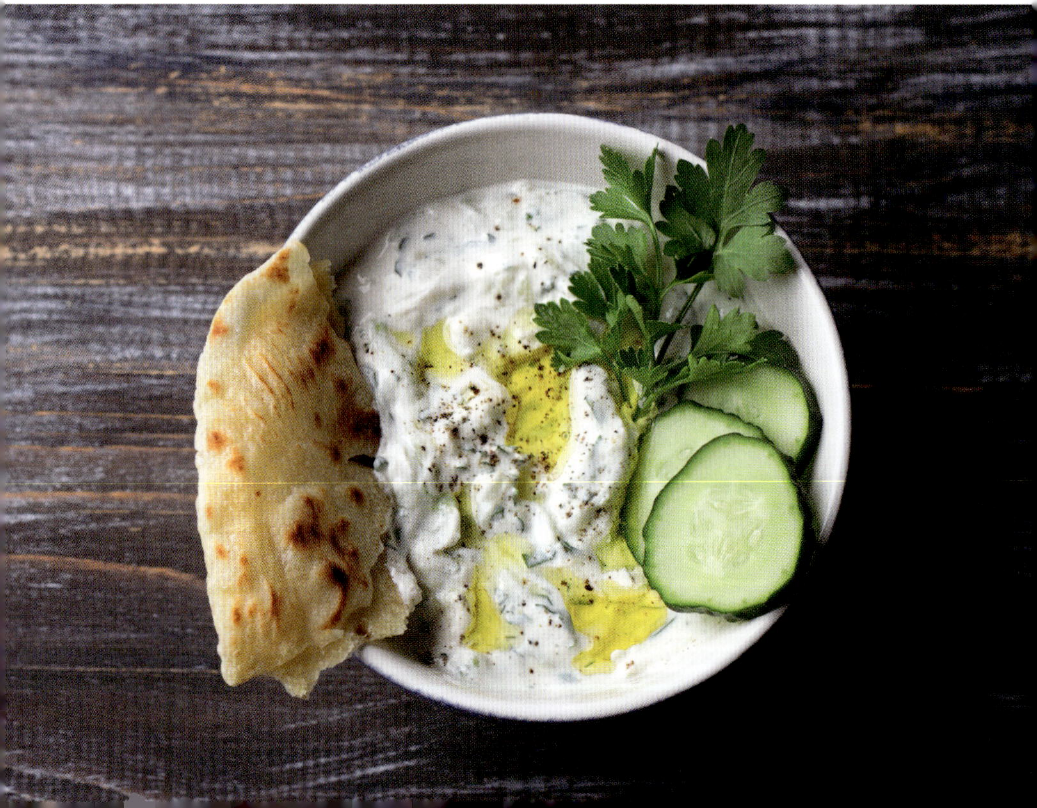

RADIESCHEN-QUARK-AUFSTRICH

Zutaten für 8 Portionen:

- 250 g Topfen/Quark
- 5 ml Leinöl
- 130 g Radieschen
- 2 Knoblauchzehen
- 1 Bund Schnittlauch
- Salz
- Pfeffer
- 1 Prise Ingwer

Zubereitung:
Radieschen waschen und raspeln, mit Quark und Leinöl verrühren. Mit gepresstem Knoblauch und Gewürzen verfeinern. Schnittlauch hacken und die bestrichenen Brote damit bestreuen.

JOGHURT-KNOBLAUCH-SAUCE

Zutaten für 4 Portionen:

- 250 g Naturjoghurt
- 1 EL Olivenöl
- 1 EL Balsamicoessig, weiß
- 3 Knoblauchzehen
- 1 Prise Knoblauchpulver
- Salz
- Pfeffer

Zubereitung:
Das Joghurt in einer kleinen Schüssel glattrühren. Den Knoblauch pressen und unter das Joghurt rühren. Salz, Pfeffer, Knoblauchpulver, Öl und Essig dazugeben. Zuletzt gut mit einem Löffel durchrühren. 15–30 Minuten ziehen lassen.

HAFER-QUARKRIEGEL

Zutaten für 8 Riegel:

- 350 g Topfen/Quark
- 150 g Haferflocken, fein
- 100 g Vollkornhaferflocken
- 3 Eier
- 30 g Leinsamen, geschrotet
- 1 EL Zucker
- 3 getrocknete Datteln, kleingeschnitten
- 2 EL Zitronensaft

Zubereitung:
Alle Zutaten sorgfältig verkneten und bei 170° C Umluft für 15–20 Minuten backen. Noch warm in Riegel schneiden und auskühlen lassen.

SUPPEN

BÄRLAUCH-KARTOFFELSUPPE

Zutaten für 4 Portionen:

- 50 g Bärlauch (ca. 1 Bund)
- 80 g Zwiebeln
- 400 g Kartoffeln
- 1 EL Butter
- 500 ml Gemüsebrühe
- 250 ml Rama Cremefine
- Salz
- Pfeffer
- Muskatnuss
- 1 EL Zitronensaft

Zubereitung:

Kartoffeln waschen, schälen und grob würfeln. Zwiebel schälen und fein würfeln. Bärlauch waschen und trocken schütteln. Die harten Stiele entfernen und die Blätter grob hacken.

Butter in einem Topf zerlassen und darin die Zwiebelwürfel glasig dünsten. Kartoffelwürfel zugeben und kurz mitdünsten. Gemüsebrühe dazugießen und alles aufkochen lassen. Anschließend Rama Cremefine unterrühren und die Suppe 20 Minuten köcheln lassen.

Den gehackten Bärlauch mit in die Suppe geben. Alles einmal aufkochen und mit dem Pürierstab fein pürieren. Mit Salz, Pfeffer, Muskatnuss und Zitronensaft abschmecken.

KAROTTEN-CURRY-SUPPE

Zutaten für 4 Portionen:

- 300 g Kartoffeln
- 200 g Kohlrabi/Rübkohl
- 1 Stk. Ingwer, ca. 4 cm lang
- 500 g Karotten
- 1 EL Rapsöl
- 1 EL Kurkuma
- 1–2 TL Currypulver
- 400 ml Kokosmilch
- 500 ml Gemüsebrühe
- ½ Bund Petersilie
- Salz
- Pfeffer

Zubereitung:

Gemüse waschen und putzen. Kartoffeln, Kohlrabi und Karotten schälen. Alles in dünne Stifte schneiden. Den Ingwer dünn schälen und fein hacken. In einem hohen Topf unter Rühren in Öl anbraten. Gewürze, Kokosmilch und Gemüsebrühe hinzufügen und alles 15 Minuten zugedeckt köcheln lassen. Währenddessen Petersilie waschen, trocken schütteln und fein hacken.

Die Hälfte der Suppe in eine Schüssel geben. Den Rest im Topf pürieren, die andere Hälfte wieder hinzufügen. Nochmals kurz aufkochen lassen, mit Salz und Pfeffer abschmecken und mit Petersilie bestreut servieren.

KARTOFFEL-ZUCCHINISUPPE

Zutaten für 4 Portionen:

- 250 g Zucchini
- 100 g Zwiebeln
- 400 g Kartoffeln
- 250 g Lauch/Porree
- 2 Knoblauchzehen
- 1 EL Rapsöl
- 500 ml Gemüsebrühe
- 100 ml Rama Cremefine
- ½ Bund Petersilie, frisch
- 1 Prise Cayennepfeffer
- Salz
- Pfeffer

Zubereitung:

Das Gemüse schälen und würfeln. Knoblauch schälen und kleinschneiden. Die Zwiebeln in einem Topf mit Rapsöl anrösten. Zucchini, Kartoffeln, Lauch, Knoblauch und die Hälfte der Petersilie dazugeben und kurz mitrösten. Mit Gemüsebrühe aufgießen, aufkochen lassen und 10 Minuten kochen. Anschließend Rama Cremefine dazugeben, pürieren und mit Salz, Pfeffer und einer Prise Cayennepfeffer abschmecken. Auf 4 Teller aufteilen und mit Petersilie bestreut servieren.

PAPRIKASUPPE

Zutaten für 4 Portionen:

- 6 Paprika, rot
- 1 Zwiebel, rot
- 200 g Lauch/Porree
- 3 EL Olivenöl
- 5 Stiele Oregano, frisch
- Salz
- Pfeffer
- 1 l Gemüsebrühe
- 1–2 TL Paprikapulver, geräuchert

Zubereitung:

Paprika halbieren, waschen, putzen und mit der Hautseite nach oben auf ein Backblech legen. Im Backofen bei 175° C Umluft ca. 20 Minuten rösten.

Zwiebel schälen und würfeln. Lauch waschen, putzen und in Ringe schneiden.

Paprika aus dem Ofen nehmen, abkühlen lassen, Haut abziehen und würfeln.

In einem Topf Öl erhitzen und Zwiebel darin anbraten. Nach einer Minute Lauch hinzufügen und weitere zwei Minuten braten. Anschließend Paprika und Oregano hinzufügen. Mit Gemüsebrühe aufgießen und 20 Minuten köcheln lassen. Mit Salz, Pfeffer und Paprikapulver abschmecken.

Anschließend die Suppe pürieren und auf vier Teller aufteilen.

TIPP: Dazu eine Scheibe Vollkornbrot servieren.

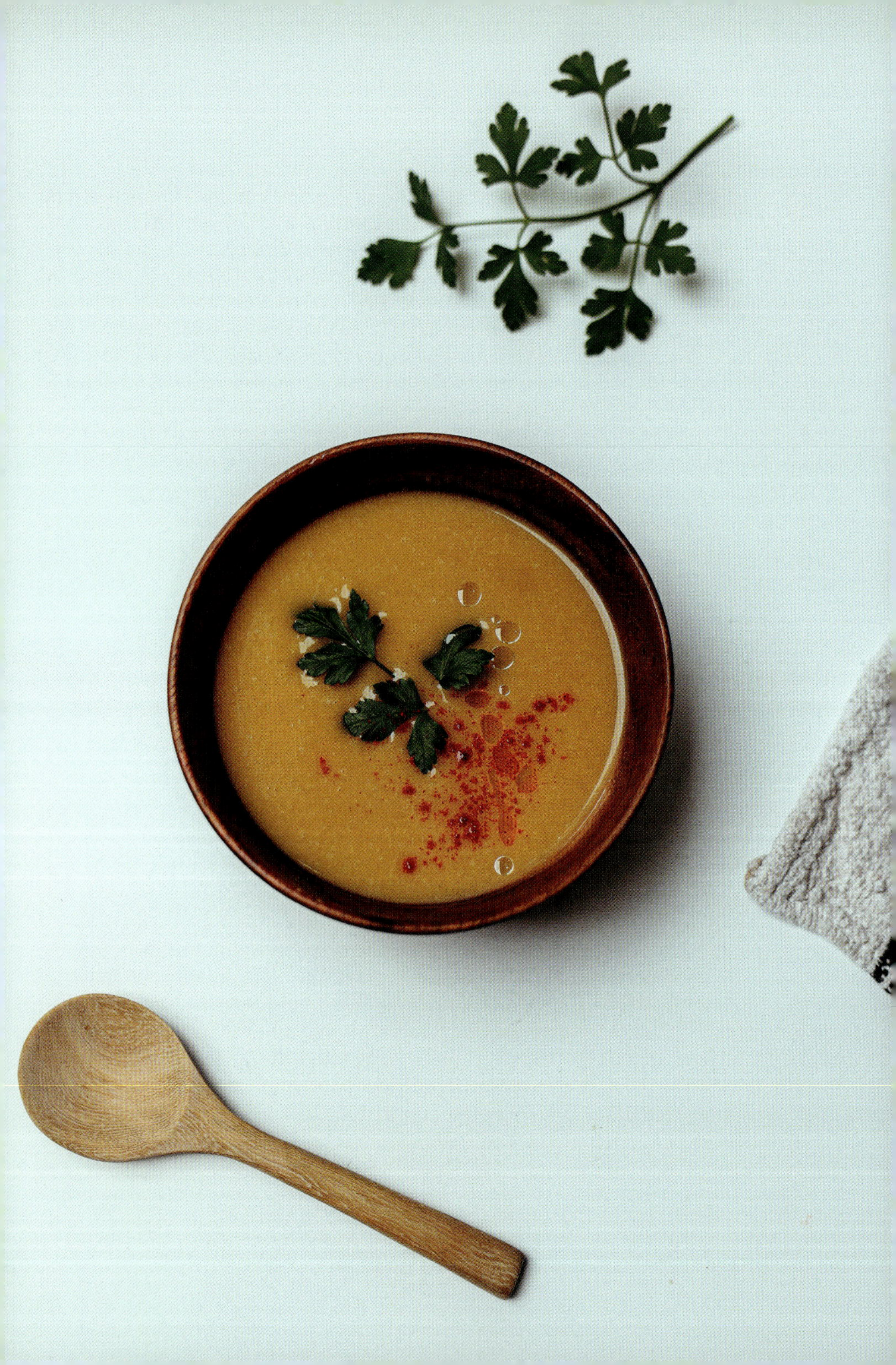

SCHARFE KÜRBISSUPPE

Zutaten für 4 Portionen:

- 800 g Hokkaido
- 1 EL Rapsöl
- Salz
- Pfeffer
- 1 Msp. Cayennepfeffer
- 1 TL Tomatenmark
- 400 ml Gemüsebrühe
- 400 ml Kokosmilch
- Currypulver
- Chiliflocken, getrocknet

Zubereitung:

Den Kürbis halbieren, putzen und grob würfeln. Öl in einem großen Topf erhitzen. Die Kürbiswürfel zugeben und andünsten. Alles mit Salz und Pfeffer würzen. Das Tomatenmark zugeben und kräftig mit anrösten. Gemüsebrühe dazugießen und den Kürbis mit aufgesetztem Deckel in 15–20 Minuten weichkochen. Ca. ¾ der Kokosmilch zugeben und alles mit dem Stabmixer fein pürieren. Die Suppe durch ein feines Sieb streichen. Mit Salz, Pfeffer, Currypulver, Cayennepfeffer und Chiliflocken würzig abschmecken. Die Suppe mit dem Rest der Kokosmilch sowie Chiliflocken garnieren und servieren.

ZUCCHINICREMESUPPE

Zutaten für 2 Portionen:

- 400 g Zucchini
- 80 g Frühlingszwiebeln
- 1 EL Rapsöl
- 400 ml Gemüsebrühe
- Salz
- Pfeffer
- 100 ml Rama Cremefine

Zubereitung:

Zucchini waschen und würfeln. Frühlingszwiebeln waschen und in Ringe schneiden. Rapsöl in einem Topf erhitzen und Frühlingszwiebeln darin anschwitzen. Zucchiniwürfel dazugeben und ca. 3 Minuten mitbraten. Mit Gemüsebrühe ablöschen, salzen und pfeffern, aufkochen und ca. 5 Minuten köcheln, bis die Zucchini durch sind.

Suppe pürieren, mit Cremefine verfeinern und mit Salz und Pfeffer abschmecken.

TIPP: Die Konsistenz der Suppe lässt sich variieren, wenn statt Rama Cremefine Milch oder Frischkäse verwendet wird.

PASTINAKENCREMESUPPE

Zutaten für 4 Portionen:

300 g Pastinaken
250 g Kartoffeln
100 g Zwiebeln
1 Knoblauchzehe
1 EL Rapsöl
1 TL Kurkuma
1 l Gemüsebrühe
Salz
Pfeffer

Zubereitung:
Pastinaken und Kartoffeln waschen, schälen und in kleine Würfel schneiden. Zwiebel und Knoblauch schälen und ebenfalls kleinschneiden. Öl in einem großen Suppentopf erhitzen und Zwiebeln und Knoblauch darin 1 Minute braten, dann die Kartoffelwürfel dazugeben und ca. 2 Minuten mitbraten. Zum Schluss Kurkuma in den Topf geben und ebenfalls kurz mitbraten. Mit Gemüsebrühe ablöschen und Pastinakenwürfel dazugeben. Bei geschlossenem Deckel und niedriger Hitze ca. 20 Minuten kochen lassen, bis das Gemüse gar ist. Die Suppe anschließend pürieren und mit Salz und Pfeffer abschmecken. Falls die Konsistenz der Suppe zu dick ist, noch etwas Wasser dazugeben und nachwürzen.

TIPP: Dazu passt Vollkornbaguette.

SPARGELSUPPE

Zutaten für 2 Portionen:

500 g Spargel, weiß
½ Bund Petersilie, frisch
1 Bio-Zitrone
500 ml Gemüsebrühe
Salz
Pfeffer
Muskatnuss
500 ml Wasser

Zubereitung:
Die Spargelstangen waschen, trockenreiben und schälen. Die holzigen Enden (ca. 2 cm) abschneiden. Petersilie waschen und trockenschütteln.

In einem Topf 500 ml Gemüsebrühe und 500 ml Wasser gemeinsam zum Kochen bringen. 2 Stiele Petersilie sowie Spargelschale und -abschnitte dazugeben. Mit ein wenig Salz und etwas Pfeffer würzen. Mit aufgesetztem Deckel ca. 30 Minuten köcheln.

Spargelstangen in mundgerechte Stücke schneiden. Diese separat in ein wenig leicht gesalzenem Wasser bissfest garen, dann abgießen und abschrecken.

Den Spargelfond durch ein Sieb in einen anderen Topf gießen. Mit Zitronensaft, Salz, Pfeffer und Muskatnuss würzig abschmecken. Die Spargelstücke dazugeben und kurz miterhitzen.

Die restliche Petersilie fein hacken. Die Spargelsuppe mit Petersilie und Zitronenschale garniert servieren.

SALATE

BROKKOLI-LINSEN-SALAT

Zutaten für 2 Portionen:

- 200 g Brokkoli
- 200 g braune Linsen, gekocht (Dose)
- 150 g Cocktailtomaten, bunt
- 20 g Kürbiskerne
- 70 g Frühlingszwiebeln
- 2 EL Tafelessig
- 2 EL Orangensaft
- Salz
- Pfeffer
- 2 EL kaltgepresstes Olivenöl
- 80 g Ricotta

Zubereitung:

Die Kürbiskerne in einer Pfanne ohne Fett bei mittlerer Hitze hell rösten. Anschließend abkühlen lassen.

Den Brokkoli in kochendem Salzwasser etwa 5 Minuten blanchieren, in ein Sieb abgießen, eiskalt abschrecken und gut abtropfen lassen.

Die Linsen in einem Sieb abbrausen und gut abtropfen lassen. Die Tomaten waschen und halbieren. Die Frühlingszwiebeln putzen, waschen und in dünne Ringe schneiden.

Für das Dressing Essig, Orangensaft, Salz und Pfeffer verrühren und das Öl hinzufügen. Erst die Linsen, dann Brokkoli, Tomaten und Frühlingszwiebeln untermischen. Zuletzt die Sonnenblumenkerne unterheben. Den Salat auf Tellern anrichten und den Ricotta darüber verteilen.

BUNTER QUINOASALAT

Zutaten für 4 Portionen:

- 250 g Quinoa
- 200 g Blattspinat
- 400 g Kichererbsen
- 100 g Mandarinen
- 50 g Pistazien
- 150 g Granatapfelkerne
- 3 EL Olivenöl
- 1 EL Granatapfelsaft
- 1 EL Orangensaft
- 1 Knoblauchzehe
- Salz
- Pfeffer
- 1 Prise Ingwer

Zubereitung:

Quinoa nach Packungsanleitung kochen.

Den Spinat grob hacken. Kichererbsen abtropfen lassen. Granatapfelkerne auslösen, dabei den Saft auffangen. Mandarinen schälen und in feine Ringe schneiden. Pistazien hacken. Knoblauchzehe schälen und hacken.

In einer kleinen Schüssel Olivenöl, Orangensaft, Granatapfelsaft, Knoblauch, Ingwer, Salz und Pfeffer zu einem Dressing vermengen.

In einer großen Schüssel Quinoa, Spinat, Kichererbsen, Granatapfelkerne, Mandarinen und Pistazien vermengen und Dressing unterrühren. Anschließend servieren.

ERBSENSALAT

Zutaten für 4 Portionen:

- 600 g Erbsen, tiefgekühlt
- 1 EL Minze, gehackt
- 1 EL Petersilie, gehackt
- 150 g Feta
- 4 EL Rapsöl
- 2 EL Balsamicoessig
- Salz

Zubereitung:
Die Erbsen in einen Kochtopf geben und gerade so viel Wasser in den Topf geben, dass die Erbsen knapp mit Wasser bedeckt sind. Das Wasser zum Kochen bringen und für ca. 3 Minuten leicht köcheln lassen. Erbsen nach dem Kochen in ein Sieb geben, mit kaltem Wasser abschrecken und gut abtropfen lassen. Kräuter waschen, trockenschütteln und kleinhacken. Feta kleinschneiden. Erbsen in eine Salatschüssel geben, mit Essig, Öl und Salz marinieren und mit den Kräutern und dem Feta vermengen.

FRUCHTIGER BOHNENSALAT

Zutaten für 2 Portionen:

- 350 g Bohnen, weiß (Dose)
- 80 g Zwiebeln, rot
- 2 Knoblauchzehen
- 300 g Cocktailtomaten
- 200 g Feta
- 2 EL Olivenöl
- 2 EL Balsamicoessig
- 1 EL Zitronensaft
- Salz
- Pfeffer

Zubereitung:
Bohnen abtropfen lassen. Zwiebel schälen und fein hacken. Knoblauch schälen und pressen. Feta und Tomaten in kleine Würfel schneiden. Olivenöl, Balsamicoessig, Zitronensaft, Knoblauch, Salz und Pfeffer zu einem Dressing verrühren. Bohnen, Tomaten und Zwiebeln mischen, Dressing unterrühren und zuletzt den Feta darübergeben.

KALTER QUINOASALAT

Zutaten für 4 Portionen:

- 200 g Quinoa
- 60 g Cranberries
- 200 g Frühlingszwiebeln
- 200 g Äpfel
- 150 g Karotten
- 60 g Walnüsse, gehackt
- 2 TL Bio-Orangenschale
- 3 EL Orangensaft
- 2 EL Balsamicoessig, weiß
- 1 EL Leinöl
- Salz
- Pfeffer

Zubereitung:

Quinoa mit ½ Liter Wasser zum Kochen bringen und zugedeckt bei schwacher Hitze 15 Minuten garen. Die Cranberries untermischen und dann zugedeckt neben der Kochstelle 5 Minuten ziehen lassen. Quinoa anschließend auf einem Backblech ausbreiten und auskühlen lassen. Frühlingszwiebeln waschen, putzen und mit dem saftigen Grün in ganz feine Ringe schneiden. Äpfel in kleine Würfel schneiden. Karotten schälen und raspeln. Quinoa mit Zwiebelringen, Äpfeln, Karotten, Cranberries und Walnüssen in einer Schüssel mischen.

Für das Dressing Orangensaft, Orangenschale, Balsamico, Leinöl, Salz und Pfeffer in ein verschließbares Gefäß geben, gut durchschütteln und zur Quinoa-Gemüse-Mischung geben. Durchrühren und sofort servieren.

KARTOFFEL-BOHNEN-SALAT

Zutaten für 4 Portionen:

- 400 g Kartoffeln
- 150 g Kidneybohnen, abgetropft (Dose)
- 1 Zwiebel, rot
- Schnittlauch

Für die Marinade:

- Salz
- Pfeffer
- Knoblauchpulver
- 1 EL Apfelessig
- 3 EL Rapsöl
- etwas klare Gemüsebrühe
- Senf

Zubereitung:

Kartoffeln kochen, schälen und in Scheiben schneiden. Zutaten für die Marinade verrühren und mit den Kartoffelscheiben und Bohnen mischen. Mindestens 20 Minuten ziehen lassen. Zwiebel schälen und in Ringe schneiden. Anschließend den Salat auf 4 Schalen aufteilen, mit Zwiebelringen belegen und mit Schnittlauch bestreuen.

LAUWARMER SÜSSKARTOFFEL-LINSEN-SALAT

Zutaten für 4 Portionen:

- 650 g Süßkartoffeln
- 600 g braune Linsen (Dose)
- 1 Paprika, grün
- 120 g Zwiebeln, rot
- 150 ml Gemüsebrühe
- 2 EL Balsamicoessig
- 2 TL Senf
- 4 EL Orangensaft
- 2 EL Leinöl
- Salz
- Pfeffer

Zubereitung:

Linsen abtropfen lassen. Süßkartoffeln schälen und klein würfeln. Paprika und Zwiebel ebenfalls klein würfeln.

Aus Balsamicoessig, Senf, Orangensaft, Leinöl, Salz und Pfeffer eine Marinade zubereiten.

Zwiebeln in einem Topf ohne Fett farblos anbraten. Paprika und Süßkartoffelwürfel dazugeben und kurz mitbraten. Alles mit Gemüsebrühe aufgießen und ca. 10 Minuten köcheln lassen, bis keine Flüssigkeit mehr übrig ist. Zuletzt die Linsen einrühren und alles leicht überkühlen lassen.

Marinade unter den Salat mischen und auf 4 Teller aufteilen.

NUDELSALAT IM GLAS

Zutaten für 2 Portionen:

- 120 g Vollkornnudeln
- 200 g Cocktailtomaten
- 100 g Mais
- 150 g Lauch/Porree
- 100 g Mozzarella
- 60 g Vogerlsalat/Feldsalat
- 3 EL Balsamicoessig
- 1 EL Zucker
- 2 EL Olivenöl
- Salz

Zubereitung:

Für den Salat die Vollkornnudeln in reichlich Salzwasser bissfest kochen, abseihen und mit ein wenig Olivenöl vermengen. Die Cocktailtomaten waschen und vierteln. Lauch in feine Ringe schneiden. Mais abtropfen lassen. Den Mozzarella in kleine Stücke schneiden. Alle Zutaten in das Glas schichten, mit den Nudeln beginnen und mit dem Salat abschließen.

Für das Dressing die restlichen Zutaten in ein kleines Glas füllen und so lange kräftig schütteln, bis eine cremige Konsistenz entsteht.

TIPP: Dieser Salat eignet sich gut zum Mitnehmen. Das Dressing dabei in einem extra Behälter aufbewahren.

SOMMERSALAT

Zutaten für 2 Portionen:

- 200 g gemischter Salat nach Wahl
- 2 EL italienische Kräuter, tiefgefroren
- 150 g Cocktailtomaten
- 100 g Salatgurken
- 200 g Feta
- 3 EL Speisestärke
- 8 EL Olivenöl
- 3 EL weißer Balsamicoessig
- 1 EL Zucker
- Salz
- Pfeffer

Zubereitung:

Den Salat waschen und trockentupfen, anschließend mit den Kräutern vermengen. Die Tomaten und die Gurke waschen und kleinschneiden.

Feta würfeln und in Speisestärke wälzen. 2 EL Olivenöl in einer Pfanne erhitzen und den Feta anbraten lassen.

Für das Dressing das restliche Olivenöl mit dem Essig, Zucker, Salz sowie Pfeffer vermengen.

Den Salat auf zwei Tellern anrichten, Tomaten- und Gurkenwürfel darauflegen und zum Schluss mit Feta belegen. Nach dem Beträufeln mit dem Dressing sofort servieren.

WARMER GEMÜSENUDELSALAT

Zutaten für 2 Portionen:

- 100 g Vollkornnudeln
- 150 g Cocktailtomaten
- 100 g Erbsen
- 150 g Zucchini
- 50 g Frühlingszwiebeln
- 150 g Kidneybohnen
- 4 EL Balsamicoessig, weiß
- 1 TL Senf
- Salz
- Pfeffer
- 1 TL Paprikapulver
- 3 EL Olivenöl
- 2 EL Kürbiskerne
- 1 EL Oregano
- 80 g Blattsalat, gemischt

Zubereitung:

Nudeln in Salzwasser bissfest kochen, das Kochwasser beiseitestellen. Gemüse putzen, abspülen, trocknen. Zucchini in Scheiben schneiden und Zwiebeln hacken. Bohnen im Sieb abspülen.

Essig, Senf, 4–5 EL Nudelwasser, Pfeffer, Salz, Paprika und 2 EL Öl zu einem Dressing verrühren. Das Dressing mit Bohnen, Nudeln und Erbsen mischen.

1 EL Öl erhitzen. Frühlingszwiebeln, Zucchini, Kürbiskerne und Oregano darin andünsten. Tomaten zugeben und kurz braten, währenddessen stetig umrühren.

Blattsalat putzen, abspülen, trocknen und locker unter die Nudeln heben. Nudelsalat mit dem geschmorten Gemüse anrichten, mit Oregano und Paprikapulver bestreuen.

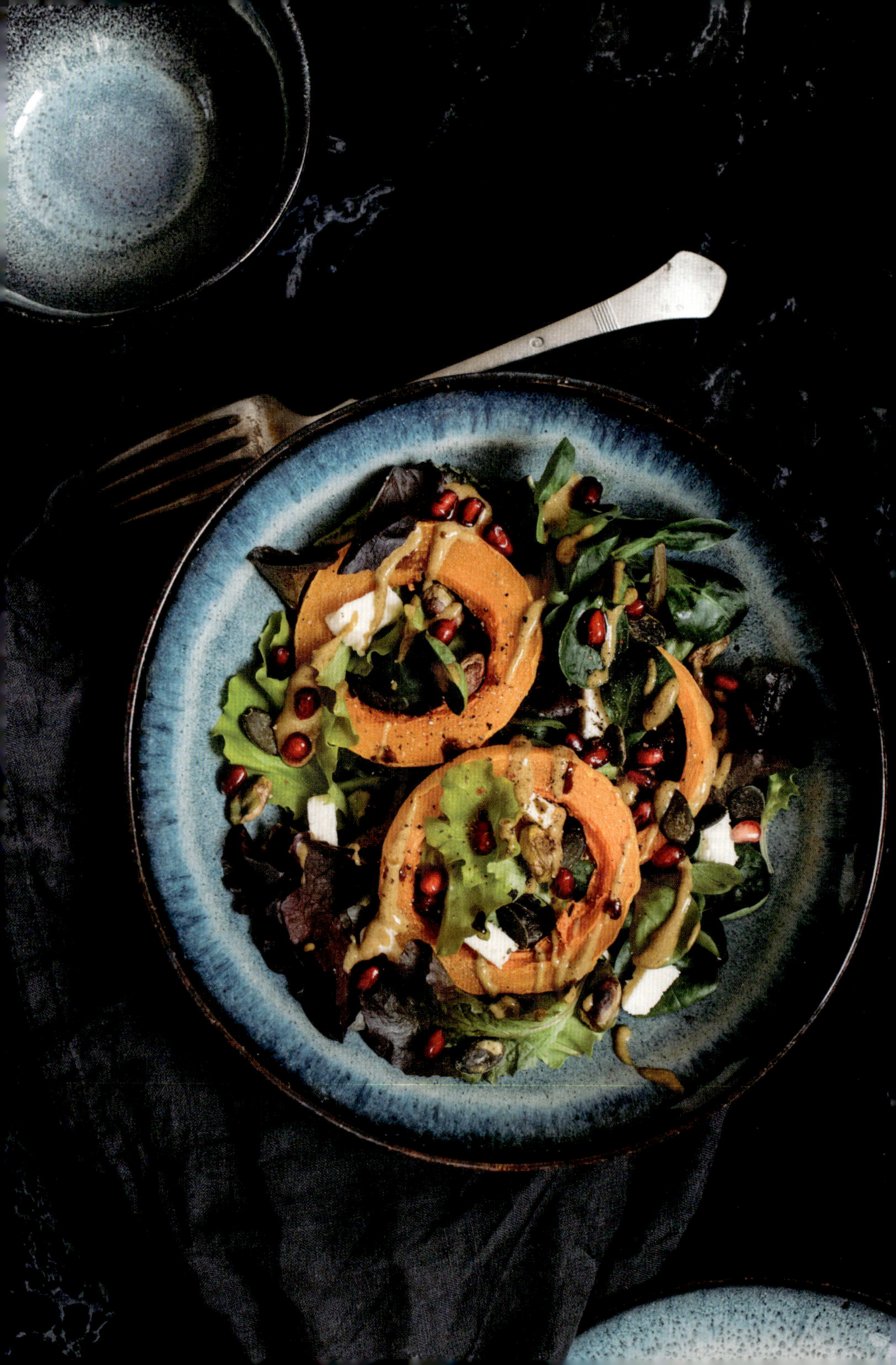

SALAT MIT GEBACKENEM KÜRBIS

Zutaten für 2 Portionen:

- 400 g Kürbis
- 1 EL Olivenöl
- 100 g Salat, gemischt
- 60 g Granatapfelkerne
- 10 g Pistazien
- 20 g Kürbiskerne
- 100 g Mozzarella
- 3 EL Kürbiskernöl
- 2 EL Tafelessig
- 3 EL Orangensaft
- 1 TL Senf
- 1 TL Zucker
- Salz
- Pfeffer

Zubereitung:

Den Backofen auf 180° C Umluft vorheizen.

Kürbis schälen, in mundgerechte Stücke schneiden und mit 1 EL Olivenöl, Salz und Pfeffer würzen. Im Backofen ca. 30 Minuten lang backen. Anschließend vollständig abkühlen lassen.

Inzwischen den Mozzarella kleinschneiden.

Für das Dressing Kürbiskernöl, Essig, Orangensaft, Senf, Zucker, Salz und Pfeffer vermengen. In ein verschließbares Gefäß geben und gut schütteln.

Den Salat waschen und auf zwei Teller aufteilen. Den Kürbis darauf verteilen und anschließend mit Granatapfelkernen und Mozzarella belegen. Mit Kürbiskernen und Pistazien bestreuen und zum Schluss mit dem Dressing beträufeln.

HAUPTSPEISEN MIT FLEISCH

BROKKOLINUDELN MIT HUHN

Zutaten für 4 Portionen:

- 500 g Brokkoli
- 2 EL Petersilie
- 400 g Hühnerbrustfilet
- 300 g Vollkornpenne
- 2 EL Rapsöl
- Salz
- Pfeffer
- 150 ml Rama Cremefine

Zubereitung:

In einem Topf ca. 1 l Salzwasser aufkochen. Brokkoli im siedenden Salzwasser ca. 5 Minuten bissfest garen, in ein Sieb abgießen und mit kaltem Wasser abschrecken.

Anschließend ca. 5 l Salzwasser in einem Topf zum Kochen bringen. Hühnerfleisch waschen, trocken tupfen, in ca. 2 cm breite Streifen schneiden und salzen.

Nudeln im Topf bissfest garen. In einer Pfanne das Rapsöl auf hoher Stufe erhitzen, Hühnerstreifen darin ca. 5 Minuten goldbraun braten, mit Pfeffer würzen und aus der Pfanne nehmen.

In einem hohen Gefäß Petersilie mit der Hälfte des Brokkolis fein pürieren. Übrigen Brokkoli mit Rama Cremefine unterheben und in der Pfanne ca. 2 Minuten erwärmen. Sauce abschmecken.

Nudeln in ein Sieb abgießen und im Topf mit Brokkoli-Sauce und Hühnerfleisch vermengen. Abschmecken und servieren.

CREMIGE NUDELN MIT HÜHNERBRUST

Zutaten für 2 Portionen:

- 140 g Bandnudeln
- 200 g Hühnerbrust
- 60 g Frischkäse
- 2 TL Gewürzmischung nach Wahl
- 1 EL Rapsöl
- 100 g Paprika, rot
- 100 g Zwiebeln
- 2 Knoblauchzehen
- 300 ml Gemüsebrühe
- 2 EL Parmesan, gerieben
- Basilikum, frisch

Zubereitung:

Nudeln nach Packungsanleitung kochen. Hühnerbrust mit 1 TL Gewürz marinieren, in Alufolie geben und ca. 30 Minuten bei 180° C Umluft im Ofen backen.

Das Gemüse und den Knoblauch würfeln und in einer Pfanne mit Öl anbraten. Den Frischkäse dazugeben und mit Gemüsebrühe aufgießen. Mit dem restlichen Gewürz und Salz abschmecken.

Die fertigen Nudeln dazugeben und mit Parmesan bestreuen. Nudeln auf zwei Tellern anrichten und Hühnerbrust daraufgeben. Mit Basilikum bestreuen.

BUNTES HÜHNERCURRY MIT HIRSE

Zutaten für 2 Portionen:

- 200 g Hühnerbrustfilet
- 1 EL Sojasauce
- 150 g Lauch/Porree
- 200 g Brokkoli
- 130 g Hirse
- 300 ml Wasser
- 100 g Mais
- 1 TL Zitronensaft
- 3 EL Rama Cremefine
- 150 ml Kokosmilch
- Salz
- Pfeffer
- Curry
- 2 TL Kokosraspeln
- 1 EL Rapsöl

Zubereitung:

Die Hirse im Wasser weichkochen. Hühnerfleisch würfeln und mit Sojasauce würzen. Das Gemüse waschen, Lauch in Ringe schneiden, Brokkoli kleinschneiden und in Salzwasser dünsten. Cremefine, Kokosmilch, Curry, Zitronensaft und Kokosraspeln miteinander vermengen. 1 EL Öl in einer Pfanne erhitzen und das Fleisch darin kurz anbraten, danach das Gemüse und die Kokossauce dazugeben und ca. 10 Minuten köcheln lassen. Das Hühner-Curry mit der Hirse anrichten.

PUTENSALAT MIT JOGHURTDRESSING

Zutaten für 4 Portionen:

- 400 g Putenbrust
- 150 g Joghurt
- 1 EL Petersilie, gehackt
- Salz
- Pfeffer
- 1 Tasse Kräuter, gehackt
- 100 g Karotten
- 50 g Zwiebeln, rot
- 100 g Sojasprossen
- 150 g Endiviensalat
- 150 g Radicchio
- 100 g Lauch/Porree
- 2 EL Rapsöl
- 1 EL Sonnenblumenkerne

Zubereitung:

Lauch, Karotten und Zwiebel schälen. Lauch und Karotten in Streifen, Zwiebel in dünne Scheiben schneiden. Sojasprossen putzen. Endivien- und Radicchiosalat putzen, zerpflücken und waschen. Putenbrust in Streifen schneiden, salzen, pfeffern und in Öl braten. Aus der Pfanne nehmen und beiseitestellen. Für die Marinade Joghurt mit den gehackten Kräutern, Salz und frisch gemahlenem Pfeffer und 2 EL Wasser verrühren. Lauch, Karotten, Zwiebeln und Sojasprossen mit Salz und Pfeffer würzen und mit Petersilie und Marinade gut vermischen. Endivien- und Radicchiosalat unterheben. Salat in vier Schalen anrichten und mit Sonnenblumenkernen bestreuen.

TIPP: Mit Kräuterbaguette servieren.

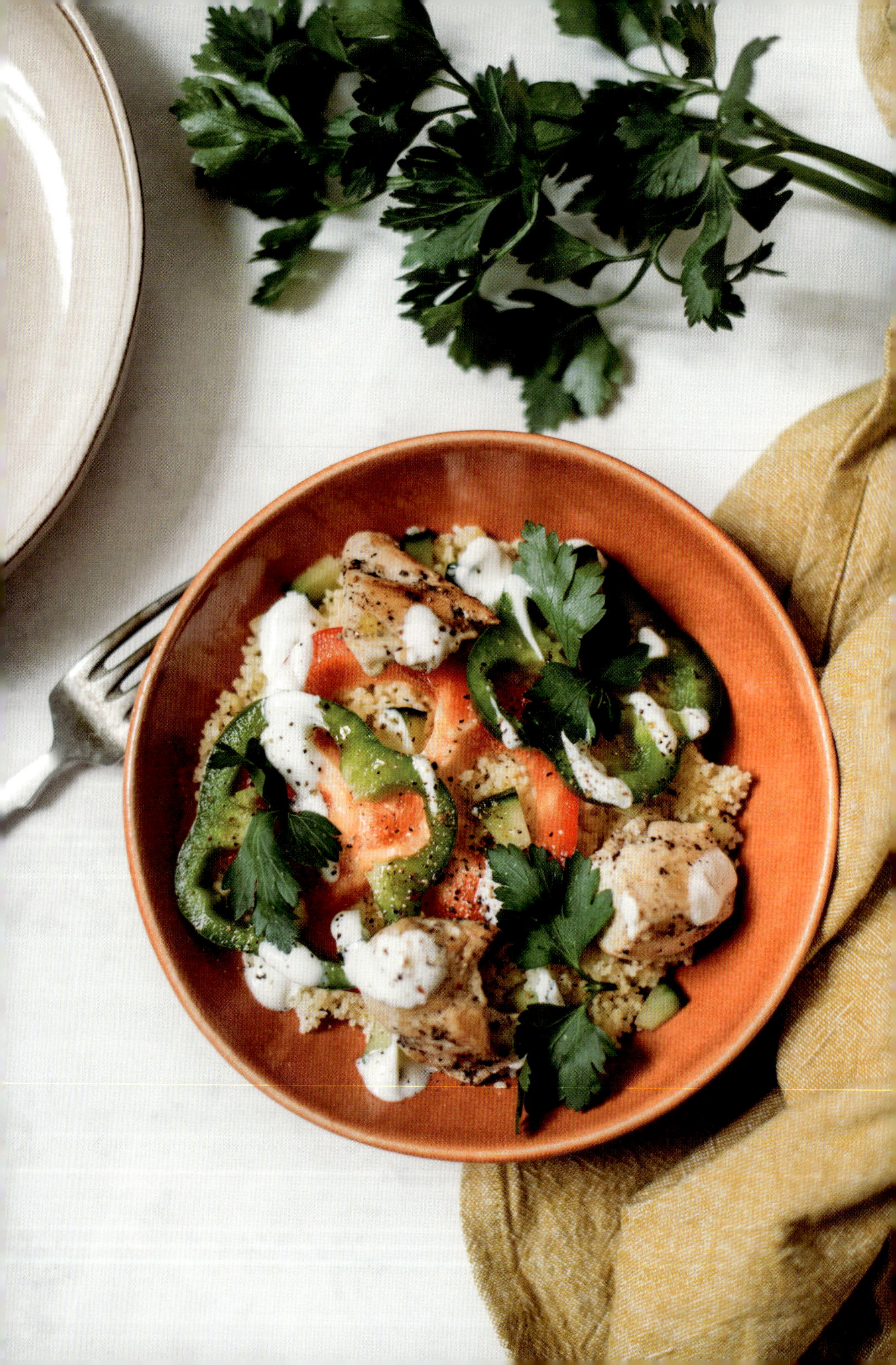

HÜHNERBRUST MIT COUSCOUSSALAT

Zutaten für 4 Portionen:

- 400 g Hühnerbrustfilet
- Salz
- Pfeffer
- 1 TL Knoblauchpulver
- 200 g Vollkorncouscous
- 25 g Petersilie, frisch
- 250 g Paprika, bunt
- 2 EL Tomatenmark
- 200 g Salatgurken
- 1 EL Rapsöl
- 1 Bio-Zitrone
- 150 g griechischer Joghurt

Zubereitung:

Hühnerfilet waschen, trocken tupfen und vierteln. In einer Schüssel Fleisch mit Salz, Pfeffer und Knoblauchpulver marinieren und zum Durchziehen beiseitestellen.

In einem Topf ca. 300 ml Wasser aufkochen. In einer Schüssel Couscous mit heißem Wasser übergießen und salzen. Mit einem Teller abdecken und ca. 10 Minuten beiseitestellen.

Petersilie waschen, trocken schütteln, Blätter von den Stielen zupfen und grob hacken. Paprika waschen und kleinschneiden. Gurke waschen, Enden entfernen, eventuell schälen und vierteln. Kerngehäuse entfernen und schräg in grobe Stücke schneiden.

In einer Grillpfanne 1 EL Öl auf hoher Stufe erhitzen und Filet darin ca. 3 Minuten scharf anbraten. Temperatur reduzieren und auf niedriger Stufe ca. 3 Minuten mit geschlossenem Deckel fertiggaren.

Inzwischen Zitrone waschen, etwa 1 TL Schale fein abreiben, halbieren und Saft auspressen. In einer Schüssel Joghurt mit Salz, Pfeffer und etwas vom Zitronensaft abschmecken.

Couscous mit einer Gabel auflockern. Paprika, Gurken, Zitronenschale, Tomatenmark und Kräuter unterheben und mit 1 EL Olivenöl, Salz und Pfeffer abschmecken. Couscous, Hühnerfilet und Zitronenjoghurt auf Tellern anrichten und mit Bratensaft betraufelt servieren.

ÜBERBACKENER BROKKOLIAUFLAUF

Zutaten für 2 Portionen:

- 500 g Brokkoli
- 2 EL Frischkäse, Kräuter
- 100 ml Rama Cremefine
- 100 g Schinken
- 100 g Käse, gerieben
- Salz
- Pfeffer

Zubereitung:

In einem großen Topf Salzwasser zum Kochen bringen und den Brokkoli ca. 5 Minuten im Salzwasser bissfest kochen.

Den Brokkoli in eine Auflaufform geben, salzen und pfeffern. Den Frischkäse über dem Brokkoli verteilen und mit Rama Cremefine übergießen. Den Schinken in Streifen schneiden und darüber verteilen. Zuletzt mit geriebenem Käse bestreuen.

Im Backrohr ca. 15 Minuten bei 200° C Ober-/Unterhitze backen, anschließend kurz gratinieren.

HÜHNER-LIMETTEN-SPIESSE

Zutaten für 4 Portionen:

- 250 g Langkornreis
- 3 EL Öl
- 120 g Frühlingszwiebeln
- 40 g Walnüsse
- 6 Stiele Minze
- 400 g Hühnerbrustfilet
- 1 EL Öl
- Salz
- Pfeffer
- 1 Limette
- 150 ml Gemüsebrühe
- Holzspieße

Zubereitung:

Hühnerbrust abspülen, trockentupfen und in mundgerechte Würfel schneiden. Öl mit Salz, Pfeffer und dem ausgepressten Limettensaft verrühren und das Fleisch damit einpinseln. Hühnerfleischwürfel auf Holzspieße stecken. Abdecken und kühl stellen.

Reis nach Anleitung in Salzwasser garen. Öl in einer beschichteten Pfanne erhitzen. Den gut abgetropften Reis darin ca. 5 Minuten braten. Frühlingszwiebeln putzen, abspülen und fein schneiden. Walnüsse hacken. Frühlingszwiebeln und Walnüsse unter den Reis mischen und weitere 2–3 Minuten unter Rühren braten. Minze abspülen, trockenschütteln und die Blätter fein schneiden. Minze unter den Reis mischen. Warm stellen.

Hühnerspieße in einer beschichteten Pfanne insgesamt ca. 8 Minuten von allen Seiten braten. Spieße aus der Pfanne nehmen. Bratensatz mit Gemüsebrühe ablöschen und unter den Reis mischen. Die Hühnerspieße zusammen mit dem Reis anrichten.

ÜBERBACKENE HÜHNERFILETS

Zutaten für 4 Portionen:

- 400 g Hühnerbrustfilet
- 2 EL Rapsöl
- 150 g Zucchini
- 80 g Zwiebeln
- 150 g Paprika, bunt
- 100 g Lauch/Porree
- 250 g Topfen/Quark
- 1 Ei
- 100 ml Rama Cremefine
- Basilikum
- Salz
- Pfeffer

Zubereitung:

Zucchini, Zwiebel, Paprika und Lauch waschen und in feine Streifen schneiden. Das Gemüse in einer Pfanne mit etwas Öl kurz anschwitzen, würzen und zur Seite stellen. Aus Quark, Ei und Cremefine eine cremige Masse herstellen, würzen und kaltstellen. Hühnerbrüste würzen und in einer Pfanne mit ein wenig Öl beiderseits anbraten. Hühnerfilets aus der Pfanne nehmen und auf ein Blech geben. Das Gemüse über die Filets verteilen und mit der Quarkmasse überziehen. Im vorgeheizten Rohr bei 180° C 15 Minuten überbacken.

TIPP: Dazu passen Kartoffeln in jeder Variation.

PUTENRÖLLCHEN MIT SPINAT-PARMESAN-FÜLLE

Zutaten für 4 Portionen:

- 4 Putenschnitzel à 120 g
- Salz
- Pfeffer
- 4 EL Parmesan
- 2 EL Vollkornmehl
- 2 EL Olivenöl
- 100 g Blattspinat, tiefgekühlt
- ½ l Gemüsebrühe
- Holzspieße

Zubereitung:

Schnitzel klopfen und würzen. Spinat auftauen lassen und die Schnitzel damit belegen. Anschließend mit Parmesan bestreuen und einrollen, mit Holzspießen fixieren. Die Schnitzel in Mehl wenden und in einer beschichteten Pfanne in etwas Olivenöl kurz anbraten. Mit Gemüsebrühe aufgießen und zugedeckt ca. 20 Minuten garen lassen.

TIPP: Dazu passen Nudeln und ein grüner Salat.

VOLLKORNGNOCCHI MIT SALBEIÖL UND WEICHSELN

Zutaten für 4 Portionen:

- 500 g Kartoffeln, mehligkochend
- 1 Ei
- 150 g Weizenvollkornmehl
- Salz
- Pfeffer
- Muskat
- 80 g Parmaschinken
- 14 Blätter Salbei
- 40 ml Olivenöl
- 250 g Weichseln, abgetropft (Glas)

Zubereitung:

Kartoffeln mit Schale in Salzwasser ca. 25 Minuten kochen, bis sie gar sind.

Heiße Kartoffeln schälen und durch eine Kartoffelpresse drücken. Ei und Mehl zugeben, mit Salz, Pfeffer und Muskat würzen. Mit den Knethaken des Handrührers langsam nur so lange verkneten, bis sich alle Zutaten verbunden haben. Bei Bedarf noch mehr Mehl zugeben, wenn der Teig zu feucht und klebrig ist.

Den Teig auf einer bemehlten Fläche zu 4 Rollen à 20 cm Länge formen. In ca. 2 cm breite Stücke teilen. Mit einer Gabel den Teig leicht eindrücken, sodass ein Rillenmuster entsteht. Gnocchi in reichlich kochendem Salzwasser ca. 2–3 Minuten garen, bis sie aufsteigen. In kaltem Wasser abschrecken, auf einem Küchentuch abtropfen lassen.

Schinken in kleinere Streifen schneiden und in einer Pfanne bei mittlerer Hitze knusprig braten. Salbei im Öl ebenfalls knusprig braten, auf Küchenpapier abtropfen lassen. Gnocchi in verbliebenem Salbeiöl goldbraun braten. Weichseln kurz mitbraten, salzen und pfeffern. Gnocchi mit Schinken und Salbei anrichten.

TIPP: Dazu einen Salat nach Wahl servieren.

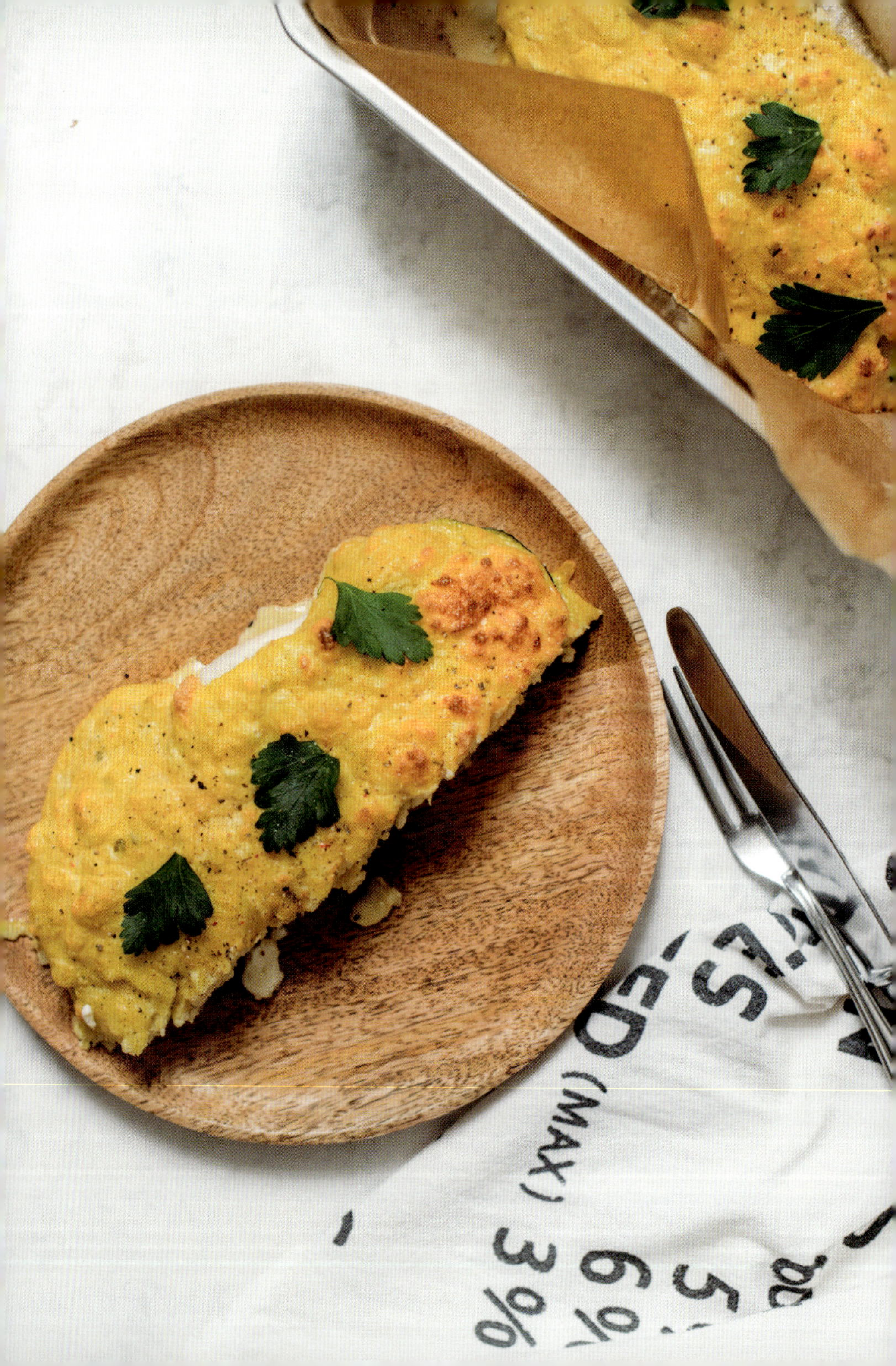
(MAX)

HAUPTSPEISEN MIT FISCH

FISCHFILET MIT ZUCCHINI UND KARTOFFELHAUBE

Zutaten für 4 Portionen:

- 600 g Fischfilet
- 400 g Kartoffeln
- 1 EL Butter
- 2 EL Rapsöl
- Muskat, gerieben
- 3 Eier
- 200 g Hüttenkäse/Frischkäse
- 200 g Zucchini
- Salz
- Pfeffer

Zubereitung:

Kartoffeln waschen, schälen und in Salzwasser ca. 20 Minuten garen. Mit der Butter durch eine Kartoffelpresse drücken.

Eier trennen. Die Eigelbe, eine Prise Muskat und den Hüttenkäse unter das überkühlte Püree mischen.

Zucchini in ca. 1 cm dicke Scheiben schneiden und mit Salz, Pfeffer und Rapsöl vermengen. Zucchini in eine gefettete Auflaufform legen.

Fischfilet würzen und auf die Zucchini legen. Das Eiweiß schlagen und unter das Püree heben. Das Püree über die Zucchini-Fisch-Schicht verteilen und bei 160° C Umluft ca. 30 Minuten backen.

ZANDERFILET MIT KAROTTENGEMÜSE UND JOGHURTDIP

Zutaten für 2 Portionen:

- 2 Zanderfilets à 150 g
- 400 g Karotten, gelb und orange
- 300 ml Gemüsebrühe
- 150 g Naturjoghurt
- Salz
- Pfeffer
- 1 Zitrone
- ½ Bund Petersilie
- 1 Knoblauchzehe
- 1 TL Rapsöl

Zubereitung:

Karotten waschen, in kleine Stücke schneiden und in der Gemüsebrühe zugedeckt fünf Minuten garen. Knoblauchzehe pressen. Joghurt mit Salz, Pfeffer, Knoblauch und 2 TL Zitronensaft glattrühren. Petersilie waschen, Blätter abzupfen, fein hacken und unter das Joghurt mischen. Zanderfilet mit Zitronensaft, Salz und Pfeffer würzen und, mit der Hautseite beginnend, in heißem Öl auf beiden Seiten zwei Minuten braten. Zanderfilet mit Karottengemüse und Petersilienjoghurt servieren.

GEBRATENER DORSCH MIT SCHARFER GEMÜSEMISCHUNG

Zutaten für 4 Portionen:

- 600 g Dorschfilet
- 100 g Paprika, gelb
- 100 g Paprika, rot
- 150 g Zwiebeln
- 200 g Zucchini
- 150 g Mais
- 200 g Tomaten
- 500 ml Tomaten, passiert
- 2 EL Öl
- 200 ml Gemüsebrühe
- Salz
- Pfeffer
- Oregano
- Cayennepfeffer

Zubereitung:

Dorschfilet salzen und in 1 EL Öl braten. Gemüse waschen, putzen und in Würfel schneiden. Gemüse und Mais in 1 EL Öl anrösten, passierte Tomaten zugeben, mit Gemüsebrühe aufgießen und mit Gewürzen abschmecken.

Gemüse auf vier Teller aufteilen und jeweils ein Stück Dorschfilet dazu servieren.

TIPP: Dazu passt sehr gut Reis.

LACHSFILET MIT BROKKOLI

Zutaten für 4 Portionen:

- 4 Lachsfilets à 150 g
- 600 g Brokkoli
- 1 EL Olivenöl
- 1 EL Butter
- Saft von ½ Zitrone
- 1 EL Petersilie (gehackt)
- Salz
- Pfeffer

Zubereitung:

Lachsfilet waschen und trockentupfen.

Olivenöl mit Zitronensaft, Salz und Pfeffer verrühren und den Fisch darin ca. 20 Minuten marinieren. Lachsfilets in heißer Butter von beiden Seiten ca. 5–8 Minuten braten, mit der verbliebenen Marinade aufgießen und kurz weiterdünsten.

Währenddessen Brokkoliröschen im Salzwasser bissfest garen. Den Fisch mit Brokkoli anrichten und mit gehackter Petersilie bestreuen.

TIPP: Als Beilage Salzkartoffeln oder Bandnudeln servieren.

FISCHPFANNE MIT PAPRIKA-TOMATEN-COUSCOUS

Zutaten für 4 Portionen:

- 250 g Vollkorncouscous
- 600 g Dorschfilet
- 300 g Paprika, bunt
- 150 g Zwiebeln
- 250 ml Tomaten, passiert
- 1 l Gemüsebrühe
- Salz
- Pfeffer
- 3 EL Olivenöl

Zubereitung:

Den Paprika putzen und in mundgerechte Stücke schneiden. Den Fisch grob würfeln. Zwiebel kleinschneiden, in Öl anrösten und Fisch sowie Paprika beimengen. Passierte Tomaten zugeben und nochmals gut rösten. Mit Gemüsebrühe aufgießen und den Couscous einrühren. Mit Salz und Pfeffer würzen und ca. 6 Minuten ziehen lassen. Anschließend auf vier Teller aufteilen und servieren.

DORSCHFILET MIT KRÄUTERKARTOFFELN

Zutaten für 4 Portionen:

- 4 Dorschfilets zu je ca. 150 g
- 300 g Kartoffeln
- 1 EL Butter
- 70 g Zwiebeln
- 1 Knoblauchzehe
- 150 g Gemüsemischung
- 2 EL Butter
- 1 EL Frischkäse
- Kräutermischung
- Majoran
- Salz
- Pfeffer
- 2 EL Rapsöl
- 1 Zitrone

Zubereitung:

Die Kartoffeln kochen, anschließend schälen und vierteln. Die Kartoffelstücke salzen, pfeffern und mit Kräutern bestreuen. In einer Pfanne 1 EL Butter erhitzen, die Kartoffeln darin schwenken und kurz anbraten. Die Kartoffeln warmstellen.

Die Zwiebel kleinschneiden und in einem Topf mit ein wenig Öl anschwitzen. Den Knoblauch hacken.

Das Gemüse mit dem Knoblauch in den Topf geben. Alles kurz andünsten, mit getrocknetem Majoran, Salz, Pfeffer und Zitronensaft abschmecken. 1 EL Frischkäse zum Gemüse geben, glattrühren und kurz dünsten. Das Gemüse warmstellen.

Die Dorschfilet-Stücke mit Zitrone beträufeln, salzen und pfeffern. In einer Pfanne Rapsöl erhitzen und den Fisch beidseitig darin braten.

Dorschfilet zusammen mit dem Gemüse und den Kartoffeln servieren.

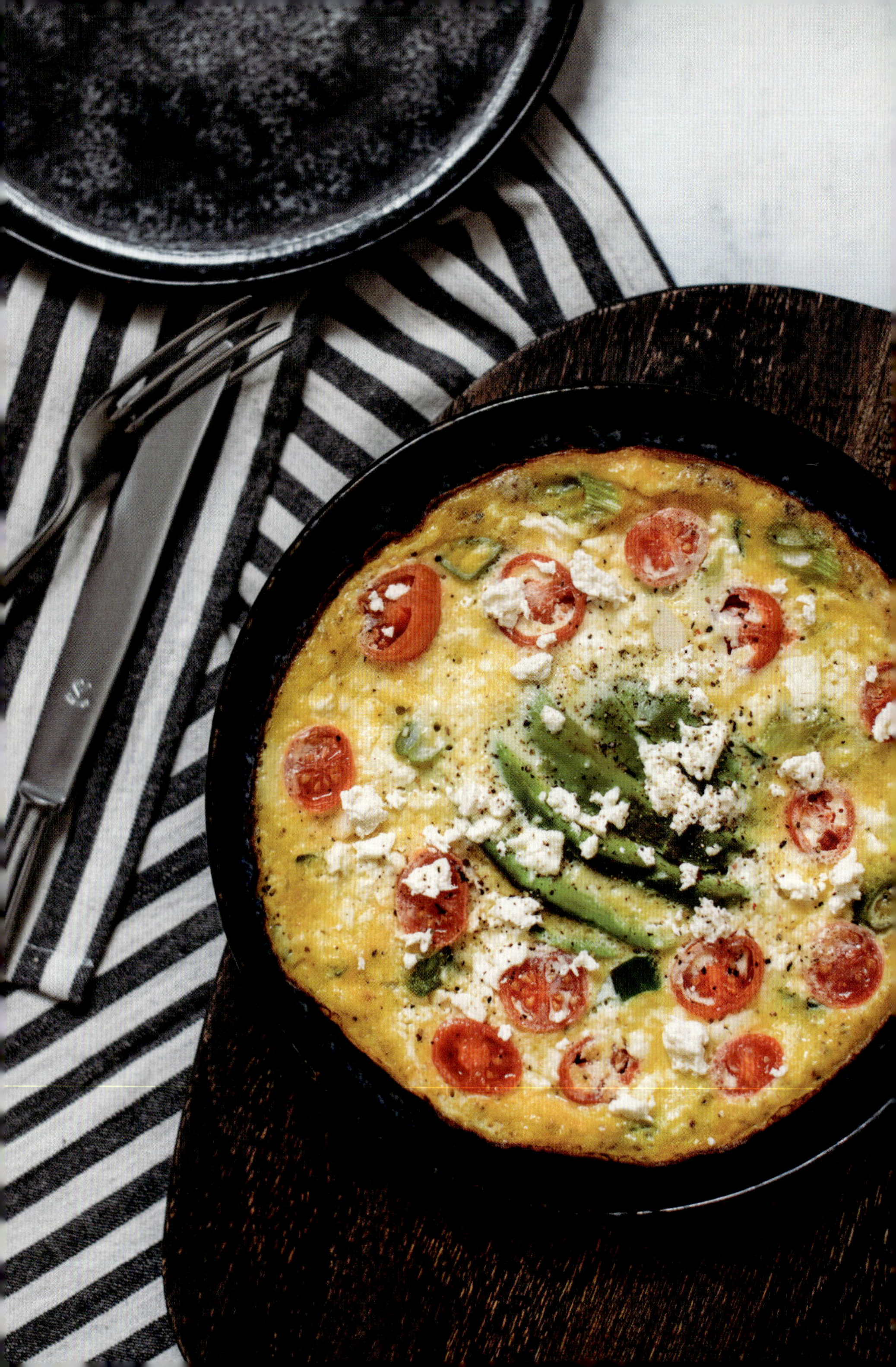

HAUPTSPEISEN VEGETARISCH

AVOCADO-KÄSE-FRITTATA

Zutaten für 2 Portionen:

- 60 g Feta
- 60 g Frühlingszwiebeln
- 100 g Tomaten
- 5 Eier
- 2 EL Milch
- 1 EL Olivenöl
- Salz
- Pfeffer
- 60 g Mozzarella, gerieben
- 1 Avocado

Zubereitung:

Feta zerbröseln. Frühlingszwiebel in feine Ringe schneiden. Tomate entkernen und würfeln. Eier über einer Schüssel aufschlagen. Milch dazugeben und gut verquirlen. Mit Salz und Pfeffer würzen. Olivenöl in einer Pfanne auf mittlerer Stufe erhitzen. Eier in die Pfanne geben und ca. 2 Minuten garen, bis die Ränder leicht stocken. Mozzarella und Frühlingszwiebeln über die Eiermasse streuen. Weitere 5 Minuten garen, bis die Eier etwa halb durchgegart sind.

Währenddessen Avocado halbieren, entkernen, schälen und in schmale Scheiben schneiden. Avocadoscheiben und Tomatenwürfel auf den Eiern verteilen. Mit Feta bestreuen. Deckel auf die Pfanne setzen und Frittata weitere 5 Minuten garen, bis die Eier durch sind und der Feta zerlaufen ist. Deckel abnehmen und servieren.

BUNTE NUDELPFANNE

Zutaten für 4 Portionen:

- 280 g asiatische Eiernudeln
- 1 Paprika, rot
- 100 g Karotten
- 100 g Frühlingszwiebeln
- 100 g Babyspinat
- 60 g Cashews, geröstet
- 100 ml Kokosmilch
- 2 TL Sesamöl
- 1 TL Balsamicoessig
- 1 TL Zucker
- Chiliflocken
- ½ TL Ingwer, gerieben
- ½ TL Knoblauch, gerieben

Zubereitung:

Nudeln laut Packungsanleitung kochen, danach abseihen.

Inzwischen den Spinat und die Frühlingszwiebeln kleinschneiden und in einer Pfanne mit dem Paprika leicht andünsten. Die Karotten in Streifen schneiden und ebenfalls andünsten. Die Cashews hacken.

Für die Sauce Kokosmilch, Sesamöl, Essig und Gewürze vermengen. Nudeln, Gemüse und Sauce in eine Pfanne geben und durchrühren. Auf 4 Teller aufteilen, mit Cashews bestreuen und sofort servieren.

BÄRLAUCHPFANNKUCHEN

Zutaten für 2 Portionen:

- 50 g Bärlauch
- 2 Eier
- 200 g Mehl
- 1 EL Sojasauce
- 2 EL Sonnenblumenöl
- 250 ml Wasser
- Rapsöl
- 300 g Mischgemüse, frisch oder tiefgekühlt
- 100 g Frischkäse
- 3 EL Sojasauce
- Pfeffer
- 1 Knoblauchzehe, gehackt
- Olivenöl zum Braten
- 60 g Käse, gerieben

Zubereitung:

Für den Teig den Bärlauch im Mixer fein pürieren. Eier schaumig schlagen, Mehl, Sojasauce, Sonnenblumenöl und Wasser einrühren. Die Bärlauchmasse dazu mischen und in Öl dünn herausbraten.

Für die Fülle Gemüse waschen und in mundgerechte Stücke schneiden bzw. auftauen lassen. Mit Sojasauce, Pfeffer sowie Knoblauch abschmecken und kurz in Olivenöl anbraten. Etwas abkühlen lassen und mit Frischkäse vermengen.

Gemüse auf die Pfannkuchen legen, einrollen und den geriebenen Käse darüberstreuen.

5 Minuten bei 180° C Umluft im Backrohr überbacken.

TIPP: Mit Salat und/oder Joghurt-Knoblauchsauce servieren.

TIPP: Die pikanten Pfannkuchen können auch ohne Bärlauch zubereitet und somit ganzjährig gegessen werden.

GEMÜSEPAELLA

Zutaten für 4 Portionen:

- 200 g Paprika
- 400 g Zucchini
- 150 g Karotten
- 3 Knoblauchzehen
- 6 EL Rapsöl
- Salz
- Pfeffer
- 2 TL Paprikapulver
- 1 TL Knoblauchpulver
- 300 g Rundkornreis
- 400 g Tomaten, passiert
- 650 ml Gemüsebrühe

Zubereitung:

Paprika, Zucchini und Karotten waschen und in Würfel schneiden. Knoblauch schälen und fein hacken. Ofen auf 180° C Ober-/Unterhitze vorheizen. 4 EL Öl in einer ofenfesten Pfanne erhitzen. Paprika, Zucchini und Karotten darin 2–3 Minuten scharf anbraten. Knoblauch hinzugeben und mit Salz, Pfeffer und Paprikapulver kräftig würzen. Reis dazugeben und 1–2 Minuten mitrösten. Mit Brühe und Tomaten aufgießen und 5 Minuten bei mittlerer Hitze köcheln lassen. 2 EL Öl über das Gericht träufeln und die Pfanne auf mittlerer Schiene ins Rohr geben. Nach 25–30 Minuten die Pfanne herausnehmen, durchrühren, eventuell nachwürzen und sofort in der Pfanne servieren.

DEFTIGER GEMÜSEAUFLAUF

Zutaten für 2 Portionen:

- 500 g Kartoffeln
- 500 g Melanzani/Aubergine
- 1 TL Thymian
- 1 EL Oregano
- 100 g Zwiebeln
- 2 TL Tomatenmark
- 300 g Käferbohnen
- 5 g Petersilie, frisch gehackt
- 3 EL Rapsöl
- Salz
- 2 EL Butter
- 2 EL Vollkornmehl
- 500 ml Milch
- Muskatnuss, gerieben
- Pfeffer
- 80 g Käse, gerieben

Zubereitung:

Die Kartoffeln schälen, in Scheiben schneiden und 10 Minuten in einem Topf Wasser vorkochen. Melanzani waschen, in Scheiben schneiden und mit 2 EL Öl, Salz, Thymian und Oregano marinieren.

Rohr auf 200° C Ober-/Unterhitze vorheizen. Für das Bohnengemüse die Zwiebeln schälen, fein schneiden und mit 1 EL Öl anrösten, Tomatenmark dazugeben. Käferbohnen mit Gabel zerdrücken und hinzufügen. Petersilie waschen, fein hacken und mit ⅛ l Wasser zu den Käferbohnen geben. Alles gut durchrühren und würzen.

Für die Sauce Butter zerlassen, Mehl hinzufügen und gut umrühren. Die Milch nach und nach hinzufügen, mit dem Schneebesen gut durchrühren, mit Muskat und Pfeffer würzen und ca. 5 Minuten auf niedriger Stufe eindicken.

Zuerst die Hälfte der Sauce, dann die Kartoffeln, die Bohnenmasse, Melanzani, die restliche Sauce und zuletzt den Käse in die Form geben. Im Rohr ca. 40 Minuten backen.

CREMIGE KÜRBISNUDELN

Zutaten für 4 Portionen:

- 300 g Vollkornspirelli
- 450 g Butternusskürbis
- 2 Knoblauchzehen
- 2 TL Butter
- Salz
- 150 ml Milch
- 150 g Käse (z. B. Cheddar)

Zubereitung:

Die Nudeln nach Packungsanleitung zubereiten.

Den Kürbis in Würfel schneiden und in einem Topf mit Wasser weichkochen. Das Kochwasser abgießen. Den Kürbis pürieren.

Knoblauchzehen pressen.

Das Kürbispüree zusammen mit Milch, Käse, Knoblauch und Butter in einem Topf zum Kochen bringen. Mit Salz abschmecken.

Nudeln und Sauce vermengen und auf 4 Tellern anrichten.

KÄSEOMELETTE

Zutaten für 2 Portionen:

- 4 Eier
- 50 ml Milch
- 50 g Käse, gerieben
- 1 EL Rapsöl
- Salz
- Pfeffer
- Schnittlauch
- 50 g Lauch/Porree
- 2 Scheiben Vollkornbrot

Zubereitung:
Lauch in feine Ringe schneiden. Die Eier mit Milch, Lauch, Salz und Pfeffer verrühren. Öl in einer Pfanne erhitzen und nacheinander zwei Omeletten zubereiten. Dafür die Hälfte der Eiermasse 2–3 Minuten in der Pfanne stocken lassen. Mit der Hälfte des Käses bestreuen und schmelzen lassen. Mit Schnittlauch bestreuen, das Omelette zusammenklappen und mit dem Vollkornbrot servieren.

KÜRBIS-TOPFEN-TALER

Zutaten für 4 Portionen:

- 120 g Karotten
- 350 g Hokkaidokürbis
- 1 Bio-Zitrone
- 2 EL Olivenöl
- 500 g Topfen/Quark
- 8 EL Wasser
- eine Prise Zucker
- Salz
- Pfeffer
- 2 Eier
- 6 EL Vollkornmehl
- 200 g Vogerlsalat/Feldsalat
- Muskatnuss, gemahlen

Zubereitung:
Einen Topf mit Wasser zum Kochen bringen. Karotten waschen, schälen, putzen und kleinschneiden. Kürbis waschen, halbieren, schälen, entkernen und klein würfeln. Karotten und Kürbis im kochenden Wasser zugedeckt ca. 10 Minuten weich garen.

Zitrone waschen. Ca. 1 TL Schale abreiben, halbieren und Saft der Zitrone auspressen. In einer Schüssel 1 EL Zitronensaft, Olivenöl, 250 g Topfen, 8 EL kaltes Wasser und Salz, Pfeffer und Zucker gut vermengen. Ofen auf 200° C (Ober-/Unterhitze) vorheizen.

In einer Schüssel restlichen Topfen, Eier und Mehl vermengen. Salat waschen und trocknen. Karotte und Kürbis abgießen, überkühlen lassen und im Topf pürieren. Kürbispüree mit Topfen-Ei-Mix, Zitronenabrieb und Muskatnuss mischen und kräftig mit Salz und Pfeffer abschmecken.

Zwei Backbleche mit Backpapier auslegen und dünn mit Öl bepinseln. Insgesamt 24 gleich große Teigportionen verteilen und ca. 20–25 Minuten im Ofen backen. Nach der Hälfte der Backzeit Backbleche tauschen. Wenige Minuten vor Ende der Backzeit Vogerlsalat mit dem Dressing mischen und mit Salz und Pfeffer abschmecken.

TIPP: Falls der Teig zu flüssig ist, etwas mehr Mehl hinzufügen.

AUBERGINENRÖLLCHEN MIT COUSCOUS

Zutaten für 2 Portionen:

- 400 g Melanzani/Aubergine
- Salz
- 1 EL Olivenöl
- 1 TL Kreuzkümmel
- 100 g Vollkorncouscous
- 100 g Karotten
- 100 g Feta
- 250 ml Gemüsebrühe
- ½ Zitrone
- ½ Bund Petersilie
- Salz
- Pfeffer

Zubereitung:

Auberginen längs in ca. 0,5 cm dicke Scheiben schneiden. Auf Küchenpapier auslegen, ohne dass sich die Scheiben überlappen. Mit Salz bestreuen und ca. 30 Minuten ziehen lassen.

Für die Füllung Olivenöl in einem Topf erhitzen. Kreuzkümmel einrühren und kurz anbraten. Couscous hinzufügen und ca. 1 Minute anrösten. Mit Gemüsebrühe ablöschen, Hitze reduzieren und Couscous 5–10 Minuten quellen lassen. Gelegentlich umrühren.

Karotten schälen und mit einer groben Reibe raspeln. Feta in kleine Würfel schneiden. Petersilie grob hacken. Zitrone auspressen und Saft beiseitestellen.

Auberginenscheiben mit Küchenpapier abtupfen und von beiden Seiten mit Olivenöl bestreichen. In einer heißen Grillpfanne 2–3 Minuten anbraten, bis sie weich sind.

Couscous mit Karotten, Feta und Petersilie vermengen. Mit Salz, Pfeffer und Zitronensaft abschmecken. Auberginenscheiben jeweils mit etwas Füllung belegen und aufrollen. Eventuell mit Zahnstochern fixieren.

QUINOA-ZARTWEIZEN-LAIBCHEN

Zutaten für 4 Portionen:

- 250 g Zartweizen (z. B. Ebly)
- 100 g Quinoa
- 100 g Vollkornmehl
- 30 g Haferflocken, kernig
- 50 g Topfen/Quark
- 75 g Lauch/Porree
- 100 g Karotten
- 2 Eier
- 5 EL Öl
- Salz

Zubereitung:

Zartweizen und Quinoa getrennt in Salzwasser weich dünsten und überkühlen lassen.

Gemüse in Streifen schneiden. Alle Zutaten in einer Schüssel verrühren und dann die Eier zugeben. Mit Gewürzen abschmecken und 15 Minuten rasten lassen. Wenn der Teig zu flüssig ist, noch etwas Mehl zugeben.

Aus der Zartweizen-Quinoa-Masse Laibchen formen und in Öl beidseitig anbraten, bis sie eine schöne Bräunung bekommen.

TIPP: Mit Tsatsiki und Vogerlsalat servieren.

RICOTTANUDELN MIT TOMATEN

Zutaten für 2 Portionen:

- 130 g Vollkornfusilli
- 150 g Ricotta
- 50 g Parmesan, gerieben
- 250 g Cocktailtomaten
- 1 Knoblauchzehe
- Basilikum
- Salz
- Pfeffer

Zubereitung:

Nudeln nach Packungsanleitung zubereiten.

Die Cocktailtomaten waschen und halbieren. Knoblauchzehe pressen. Ricotta, Parmesan und Knoblauch miteinander vermengen. Mit Gewürzen abschmecken.

Nudeln und Ricottacreme vermengen. Zuletzt die Tomaten zugeben und auf zwei Tellern anrichten.

TIPP: Dieses Gericht kann auch kalt als Nudelsalat gegessen werden.

SÜSSKARTOFFEL-FETA-AUFLAUF

Zutaten für 4 Portionen:

- 600 g Süßkartoffeln
- 400 g Tomaten
- 400 g Feta
- 3 EL Olivenöl
- Salz
- Pfeffer

Zubereitung:

Backofen auf 200° C Umluft vorheizen. Süßkartoffeln schälen und würfeln. Süßkartoffeln in eine Auflaufform geben und mit Olivenöl, Salz und Pfeffer vermischen. Die Süßkartoffeln im Ofen backen. Inzwischen Feta und Tomaten würfeln und nach 20 Minuten zu den Süßkartoffeln geben. Weitere 10–15 Minuten backen, bis der Feta leicht gebräunt ist.

TEX-MEX-WRAPS

Zutaten für 4 Portionen:

- 8 Vollkorntortillas
- 200 g Frischkäse
- 250 g Paprika, rot
- 250 g Kidneybohnen
- 250 g Mais
- Salz
- Pfeffer
- Chiliflocken

Zubereitung:

Paprika waschen und klein würfeln. Bohnen und Mais abgießen, abspülen und mit dem Paprika vermischen. Die Tortillafladen leicht erwärmen und dünn mit Frischkäse bestreichen. 2–3 Esslöffel der Gemüsemischung in die Mitte der bestrichenen Tortillas geben. Mit Chiliflocken, Salz und Pfeffer bestreuen. Wraps unten einschlagen und zusammenrollen.

TIPP: Die Wraps können warm serviert oder auch kalt für unterwegs mitgenommen werden.

SÜSSKARTOFFEL-LINSEN-EINTOPF

Zutaten für 4 Portionen:

- 550 g Süßkartoffeln
- 1 Zwiebel
- 2 Knoblauchzehen
- 1 kl. Stück Ingwer
- 850 ml Gemüsebrühe
- 2 EL Olivenöl
- 70 g Cashewkerne
- 200 g braune Linsen, abgetropft (Dose)
- Salz
- Currypulver
- Cayennepfeffer
- Kurkuma
- Zitronensaft
- 200 g griechischer Joghurt

Zubereitung:

Süßkartoffeln schälen und würfeln. Zwiebeln, Ingwer und Knoblauch schälen und fein hacken. Olivenöl in einem Topf erhitzen und Zwiebel, Ingwer und Knoblauch darin kurz andünsten. Anschließend Süßkartoffelwürfel dazugeben und mitrösten. Mit Gemüsebrühe aufgießen und ca. 15 Minuten lang köcheln lassen, bis die Süßkartoffelwürfel gar sind.

Inzwischen Cashewkerne in einer Pfanne ohne Fett rösten. Etwas abkühlen lassen und fein hacken.

Cashewkerne und Linsen zum Süßkartoffel-Eintopf geben und mit Gewürzen abschmecken. Auf 4 Teller aufteilen, je einen Klecks Joghurt daraufgeben und servieren.

ÜBERBACKENE OFENKARTOFFELN

Zutaten für 4 Portionen:

- 1 kg Kartoffeln
- 2 Paprika, rot
- 1 Paprika, gelb
- 60 g Frühlingszwiebeln
- 250 g Feta
- 2 EL Olivenöl
- 3 Knoblauchzehen
- Salz
- Pfeffer

Zubereitung:

Die Kartoffeln würfeln. Den Knoblauch pressen und mit Olivenöl vermengen. Das restliche Gemüse sehr klein schneiden. Kartoffeln mit Knoblauchöl mischen und zum Paprika geben. Alles auf ein Backblech legen, würzen und für 20 Minuten bei 200° C Umluft backen. Nach 20 Minuten die Frühlingszwiebeln untermischen, den zerbröselten Feta darüberstreuen, salzen und pfeffern und nochmals ca. 15 Minuten backen, bis der Feta eine leichte Bräunung hat.

TIPP: Dazu einen Salat oder Dip reichen.

VEGGIEBURGER

Zutaten für 3 Portionen:

- 6 Vollkornburgerbrötchen
- 6 Scheiben Emmentaler
- 100 g Zwiebeln, rot
- 1 Knoblauchzehe
- 240 g Kidneybohnen, abgetropft (Dose)
- 20 g Haferflocken
- 2 EL Pinienkerne
- 2 EL Petersilie
- 1 TL Majoran, getrocknet
- 1 TL Paprikapulver
- 1 Ei
- Salz
- Pfeffer
- 2 EL Olivenöl

Zubereitung:
Zwiebeln und Knoblauch schälen und fein hacken. Die Bohnen in einem Sieb abtropfen lassen, in eine Schüssel geben und mit einer Gabel zerdrücken. Gemeinsam mit Haferflocken, Zwiebeln und Knoblauch kurz in einen Mixer geben. Pinienkerne ca. 3 Minuten in der Pfanne ohne Fett anrösten, fein hacken und unter die Bohnenmischung heben. Petersilie waschen, fein hacken und zu der Masse hinzufügen. Mit Majoran, Paprikapulver, Pfeffer und ein wenig Salz abschmecken. Zuletzt das Ei zugeben und alles gut verkneten. Eine halbe Stunde in den Kühlschrank stellen. Mit kühlen, leicht angefeuchteten Händen aus der Masse 6 Bratlinge formen. Olivenöl in einer Pfanne erhitzen und die Klöße von jeder Seite ca. 4 Minuten bei mittlerer Hitze braten. In den letzten 30 Sekunden je eine Scheibe Emmentaler auf die Bratlinge legen. Anschließend in Burgerbrötchen servieren.

ZUCCHINI-RICOTTA-PUFFER

Zutaten für 2 Portionen:

- 200 g Zucchini
- 100 g Ricotta
- 20 g Dinkelvollkornmehl
- 1 Ei
- Salz
- Pfeffer
- Olivenöl

Zubereitung:
Zucchini waschen und raspeln. Ei und Ricotta zum Zucchini geben und gut durchkneten. Mehl hinzufügen, mit Salz und Pfeffer abschmecken.

Olivenöl in einer Pfanne erhitzen. Mit einem Esslöffel von der Zucchinimasse Portionen abstechen und in die Pfanne geben. Je vier Zucchinipuffer auf einmal ausbacken. Anschließend sofort servieren.

TIPP: Die Puffer können mit einem Salat als vegetarische Hauptspeise serviert oder als Vorspeise gereicht werden.

WRAPS MIT BOHNENCREME

Zutaten für 2 Portionen:

1 Paprika, rot
130 g Salatgurken
100 g Zwiebeln
50 g Rucola
½ Bund Petersilie
200 g Kidneybohnen
100 g Naturjoghurt
1 EL Zitronensaft
Salz
Pfeffer
1 Prise Chiliflocken
4 Vollkorntortillas
100 g Feta

Zubereitung:

Paprika halbieren, Stielansatz und Kerngehäuse entfernen, waschen und in feine Streifen schneiden. Salatgurken waschen, putzen, längs halbieren und die Kerne mithilfe eines Teelöffels entfernen, anschließend in etwa 4 cm lange Stifte schneiden. Zwiebeln schälen, halbieren und in feine Streifen schneiden. Rucola waschen und trockenschleudern. Petersilie abbrausen, trockenschütteln und fein hacken.

Die Kidneybohnen in ein Sieb geben, abbrausen und abtropfen lassen. Zusammen mit dem Naturjoghurt und Zitronensaft in einem hohen Gefäß fein pürieren. Mit Salz, Pfeffer und Chiliflocken abschmecken.

Tortillafladen nach Packungsanweisung erwärmen. Großzügig mit dem Bohnenmus bestreichen, anschließend das Gemüse mittig darauf verteilen, danach den gewürfelten Feta darauflegen und zuletzt mit gehackter Petersilie bestreuen. Dabei einen Rand von etwa 2 cm frei lassen. Die untere Seite einklappen und dann die gegenüberliegenden Seiten einschlagen.

TIPP: Diese Wraps sind ideal zum Mitnehmen.

HAUPTSPEISEN VEGAN

GEMÜSECURRY MIT INGWER

Zutaten für 4 Portionen:

- 130 g Frühlingszwiebeln
- 2 Knoblauchzehen
- 25 g Ingwer
- 1 Paprika, gelb
- 1 Paprika, rot
- 1 EL Olivenöl
- 3 EL rote Thai-Curry-Paste
- 1 EL Erdnussmus
- 600 g Kartoffeln
- 400 ml Kokosmilch
- 200 g Blattspinat
- Bio-Limettenschale, gerieben
- Salz

Zubereitung:

Kartoffeln schälen und würfelig schneiden. Paprika waschen, längs halbieren und Kerngehäuse entfernen. Anschließend in 5 mm breite Streifen schneiden. Den Blattspinat waschen und trockenschleudern.

Die Frühlingszwiebeln hacken und in einer Pfanne in Olivenöl ca. 5 Minuten lang andünsten. Den Knoblauch dazu pressen, den Ingwer fein reiben und ebenfalls dazugeben. Alles zusammen ca. 1 Minute dünsten lassen.

Die Currypaste und das Erdnussmus unterrühren. Mit Kokosmilch aufgießen, salzen und zum Kochen bringen. Nun die Kartoffeln untermischen. Mit 200 ml Wasser aufgießen. Anschließend Paprika hinzugeben, Hitze reduzieren und ca. 20 Minuten bei schwacher Hitze köcheln lassen. Zuletzt die Spinatblätter zugeben und das Curry mit geriebener Limettenschale abschmecken.

TIPP: Dazu passt sehr gut Basmatireis oder auch Fladenbrot.

KAROTTEN-KRAUTFLECKERL

Zutaten für 5 Portionen:

- 1 kleiner Krautkopf/Weißkohl
- 200 g Karotten
- 150 g Zwiebeln
- 1 EL Rapsöl
- 1/8 l Wasser
- 1 TL Kümmel, ganz
- Salz
- Pfeffer
- 280 g Vollkornfleckerl

Zubereitung:

Äußere Blätter vom Krautkopf entfernen, ihn vierteln, den Strunk herausschneiden und mit einer Küchenmaschine kleinhacken. Karotten waschen, schälen und ebenfalls zerkleinern. Zwiebeln schälen, halbieren und fein hacken.

Öl in einer großen Pfanne erhitzen und Zwiebeln anschwitzen bis sie bräunlich werden. Kraut und Karotten zugeben und für ca. 10 Minuten unter ständigem Rühren rösten. Wenn das Gemüse eine gute Bräunung angenommen hat, Wasser hinzugeben, würzen und bei geschlossenem Deckel und niedriger Hitze ca. 15 Minuten fertig dünsten lassen.

Während das Kraut dünstet, können die Fleckerl laut Packungsangabe gekocht werden. Die gekochten Fleckerl mit dem Kraut-Gemüse vermengen, abschmecken und servieren.

KICHERERBSEN-SÜSSKARTOFFEL-EINTOPF

Zutaten für 4 Portionen:

- 1 Zwiebel, groß
- 4 Knoblauchzehen
- 400 g Süßkartoffeln
- 300 g Kichererbsen, abgetropft (Dose)
- 2 EL Olivenöl
- 1 EL Tomatenmark
- 1 TL Paprikapulver, edelsüß
- 400 g Tomatenwürfel (Dose)
- 200 g Blattspinat, tiefgefroren
- 3 EL Petersilie, gehackt
- Salz
- Pfeffer

Zubereitung:
Zwiebel und Knoblauch schälen und beides fein würfeln. Süßkartoffel schälen und in Würfel schneiden. Die Kichererbsen abgießen.

Das Olivenöl in einem Topf erhitzen und Zwiebel und Knoblauch glasig dünsten. Das Tomatenmark und Paprikapulver zugeben. Anschließend mit den Tomatenwürfeln sowie 400 ml Wasser aufgießen. Die Süßkartoffelwürfel, die Kichererbsen und den Blattspinat einrühren. Alles mit Salz und Pfeffer würzen und 15 Minuten leicht köcheln lassen.

In vier tiefen Tellern anrichten und mit Petersilie bestreut servieren.

OFENKARTOFFELN

Zutaten für 4 Portionen:

- 500 g Kartoffeln
- 2 EL Olivenöl
- ¼ TL Salz
- Pfeffer
- 2 EL Rosmarin
- 1 EL Thymian

Zubereitung:
Kartoffeln waschen und gut abtrocknen. Kartoffeln halbieren oder achteln. Backofen auf 220° C Heißluft vorheizen. Thymian und Rosmarin kleinschneiden. Die Kräuter mit dem Öl, Salz und Pfeffer zu den Kartoffeln geben.

Alles auf ein Backblech geben und 25–30 Minuten backen. Herausnehmen und mit Meersalz bestreuen.

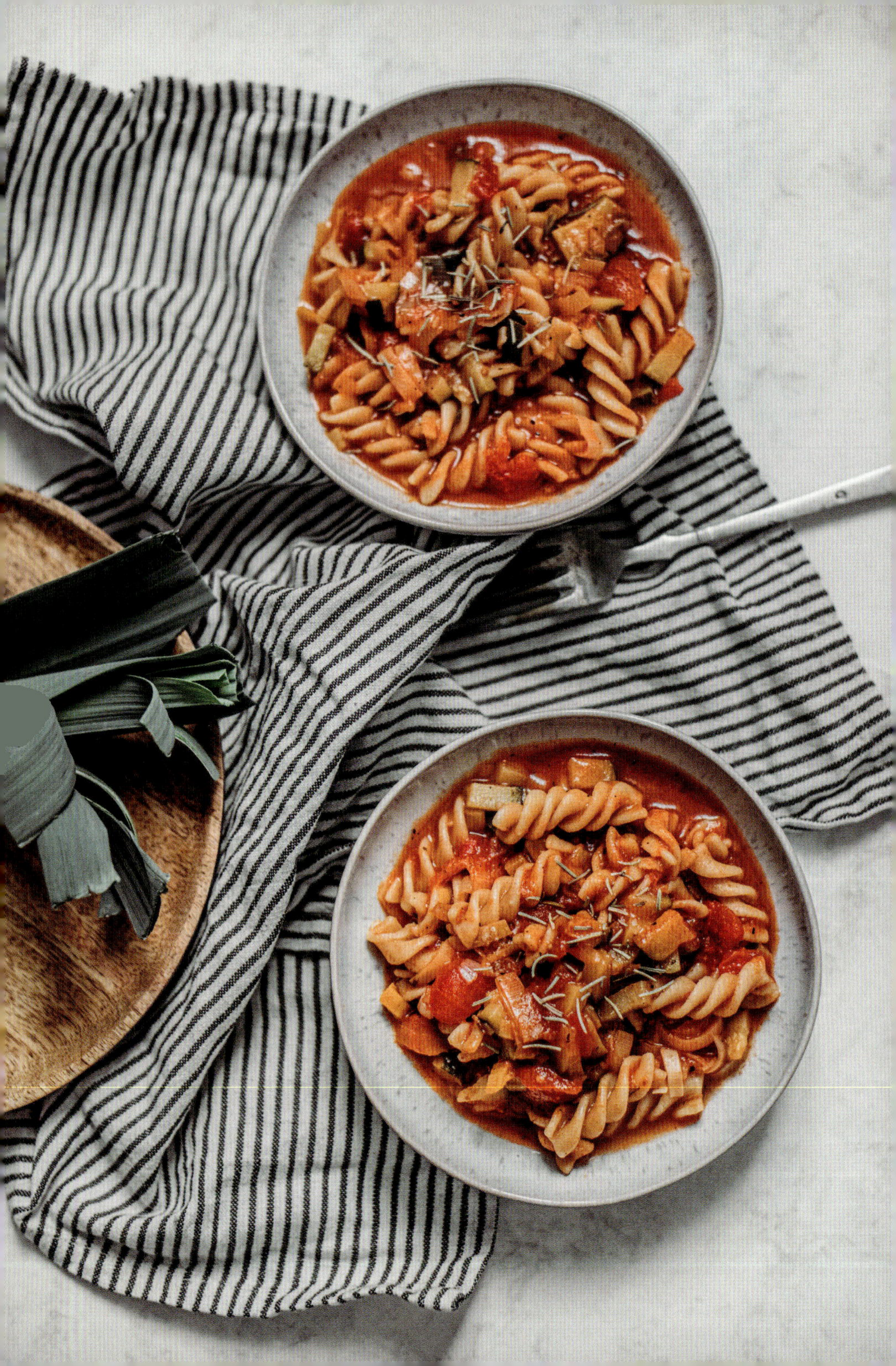

MEDITERRANER NUDELTOPF

Zutaten für 4 Portionen:

- 120 g Zwiebeln
- 3 Knoblauchzehen
- 120 g Lauch/Porree
- 400 g Zucchini
- 3 EL Olivenöl
- 4 EL Tomatenmark
- 1 TL Paprikapulver
- 500 g Tomaten, gehackt
- 500 ml Gemüsebrühe
- 280 g Vollkornspirelli
- Thymian
- Rosmarin
- Salz
- Pfeffer

Zubereitung:

Zwiebel halbieren, schälen und würfeln. Knoblauch schälen und fein hacken. Lauch waschen und in dünne Scheiben schneiden. Thymian und Rosmarin waschen, trocken schütteln, Blätter von den Stielen streifen und fein hacken. Zucchini waschen, Enden entfernen, längs halbieren und in Scheiben schneiden.

In einem Topf 2 EL Öl auf mittlerer Stufe erhitzen und Zwiebel, Knoblauch und Lauch ca. 4 Minuten glasig andünsten. Tomatenmark und Paprikapulver zugeben und ca. 1 Minute mitbraten. Mit gehackten Tomaten und Brühe ablöschen, Kräuter hinzufügen. Zugedeckt ca. 5 Minuten einkochen. Inzwischen Zucchini würfeln und nach 5 Minuten Zucchini und Nudeln zugeben. So lange köcheln lassen, bis die Nudeln al dente sind. Mit Salz und Pfeffer abschmecken.

RATATOUILLE

Zutaten für 2 Portionen:

- 200 g Zucchini
- 200 g Melanzani/ Aubergine
- 400 g Tomaten, gewürfelt (Dose)
- 150 g Paprika, gelb
- 60 g Zwiebeln
- 1 Knoblauchzehe
- Oregano
- Thymian
- Salz
- Pfeffer
- 1 EL Rapsöl

Zubereitung:

Gemüse waschen und würfeln. Zwiebeln fein schneiden und in Öl anschwitzen.

Zucchini, Melanzani und Paprika beigeben. Fünf Minuten dünsten, dann die Tomatenwürfel dazugeben und mit gepresstem Knoblauch, Salz und Pfeffer würzen und noch einmal fünf bis zehn Minuten dünsten. Vor dem Servieren mit Kräutern abschmecken.

TIPP: Dazu Ofenkartoffeln servieren.

SCHARFER BOHNEN-GEMÜSEWOK

Zutaten für 4 Portionen:

- 200 g Reis
- 20 g Ingwer
- 200 g Lauch/Porree
- 200 g Pastinaken
- 200 g Karotten
- 150 g Frühlingszwiebeln
- 250 g Käferbohnen, gekocht (Dose)
- 2 EL Rapsöl
- 1 TL Chilipulver
- Salz
- 4 EL geröstete Kürbiskerne

Zubereitung:

Reis laut Packungsangabe zubereiten.

Ingwer schälen und fein hacken. Frühlingszwiebeln waschen und in feine Ringe schneiden. Pastinaken, Karotten und Lauch waschen und in mundgerechte Stücke schneiden. Die Käferbohnen abseihen.

In einer Wok-Pfanne das Rapsöl erhitzen. Frühlingszwiebeln und Ingwer anschwitzen. Dann das restliche Gemüse zugeben und für ca. 5 Minuten mitbraten. Zum Schluss die Käferbohnen dazugeben und mit Chili und Salz abschmecken.

Wok-Gemüse am Teller mit Kürbiskernen bestreuen und mit jeweils einer Schale Reis servieren.

VOLLKORNSPAGHETTI MIT LINSENSAUCE

Zutaten für 2 Portionen:

- 130 g Vollkornspaghetti
- 1 EL Olivenöl
- 100 g Zwiebeln
- 2 Knoblauchzehen
- 400 g Tomaten, gewürfelt (Dose)
- 1 EL Tomatenmark
- 100 g rote Linsen
- 1 TL Basilikum, getrocknet
- ½ TL Chiliflocken
- Petersilie, frisch
- Salz
- Pfeffer

Zubereitung:

Die Spaghetti laut Packungsanleitung kochen. Die Linsen in Salzwasser für 10–15 Minuten weichkochen.

Zwiebeln schälen und kleinschneiden. Knoblauchzehen in Scheiben schneiden.

Olivenöl in einer großen Pfanne erhitzen und die Zwiebeln zusammen mit dem Knoblauch und den Chiliflocken anbraten. Das Tomatenmark zugeben, umrühren und alles etwa 2 Minuten unter ständigem Rühren braten.

Die Linsen abgießen und zusammen mit den gewürfelten Tomaten mit in die Pfanne geben. Bei reduzierter Hitze und geschlossenem Deckel leicht köcheln lassen.

Das getrocknete Basilikum in die Mischung geben, mit Salz und Pfeffer abschmecken und umrühren.

Vor dem Servieren mit gehackter Petersilie bestreuen.

WOK-GEMÜSE-REIS

Zutaten für 2 Portionen:

- 140 g Reis
- 300 ml Gemüsebrühe
- 200 g Zucchini
- 100 g Zwiebeln
- 100 g Paprika, rot
- 2 Knoblauchzehen
- 100 g Cocktailtomaten
- Petersilie, frisch
- 1 EL Sonnenblumenöl
- ½ TL Kurkuma
- Salz
- Pfeffer

Zubereitung:

Den Reis laut Packungsanleitung mit Brühe statt Wasser zubereiten.

In der Zwischenzeit das Gemüse grob schneiden.

Einen Wok (oder auch eine herkömmliche Pfanne) stark erhitzen. Etwas Öl in den Wok geben. Zuerst Zwiebel, dann Paprika scharf anbraten, durchschwenken. Knoblauch hinzufügen. Nun Zucchini dazugeben und zuletzt die Cocktailtomaten.

Den Reis in den Wok geben und mit dem Gemüse vermengen. Frisch gehackte Petersilie unterheben. Zuletzt mit Salz, Pfeffer und Kurkuma abschmecken.

ZUCCHINISPAGHETTI MIT VEGANER LINSENBOLOGNESE

Zutaten für 4 Portionen:

- 1 kg Zucchini
- 150 g Zwiebeln, rot
- 3 Knoblauchzehen
- 200 g Karotten
- 1 EL Olivenöl
- 200 g rote Linsen
- 600 g Tomaten, gewürfelt (Dose)
- 3 EL Tomatenmark
- 1 TL Oregano
- Salz
- Pfeffer
- Chiliflocken
- Basilikum

Zubereitung:

Karotten schälen und würfeln. Zwiebeln und Knoblauch schälen und fein hacken.

Olivenöl in einem Topf erhitzen. Zwiebeln darin glasig dünsten. Karotten und Knoblauch hinzufügen und 2 Minuten anbraten. Tomatenmark, gewürfelte Tomaten und Linsen dazugeben. Ca. 10 Minuten köcheln lassen, bis die Linsen gar sind und die Sauce sich reduziert hat. Mit Salz, Pfeffer, Chiliflocken und Oregano abschmecken.

Zucchini mit Spiralschneider zu Gemüsenudeln verarbeiten. In einer Pfanne kurz anbraten. Mit Linsenbolognese servieren und mit Basilikum bestreuen.

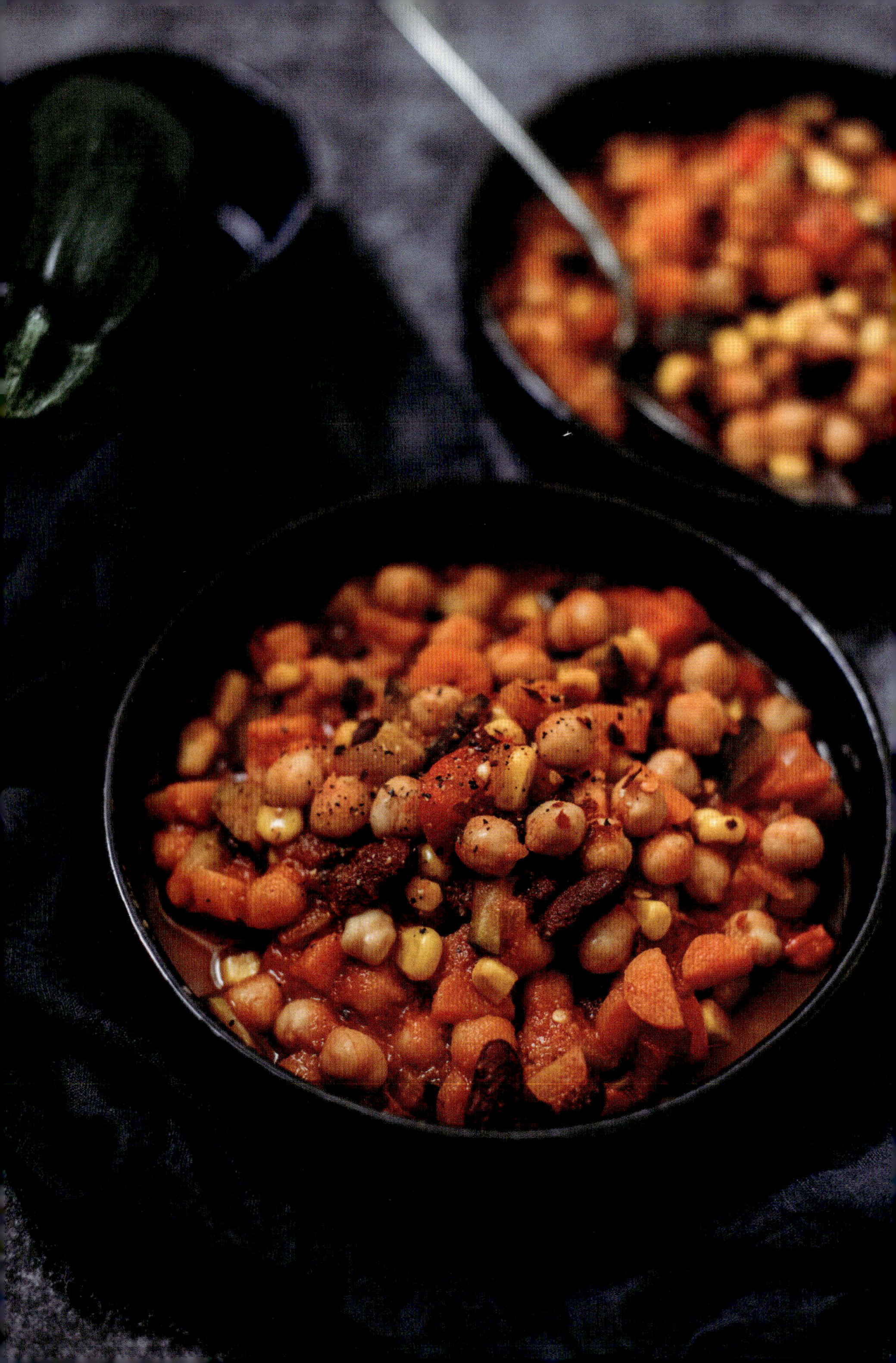

VEGANES CHILI

Zutaten für 5 Portionen:

- 400 g Kichererbsen, abgetropft (Dose)
- 150 g Zwiebeln
- 2 Knoblauchzehen
- 1 EL Olivenöl
- 150 g Paprika, rot
- 800 ml Tomaten, passiert
- 200 g Kidneybohnen, abgetropft (Dose)
- 150 g Karotten
- 150 g Mais
- 200 g Zucchini
- Chilipulver
- Salz
- Pfeffer

Zubereitung:

Zwiebeln sowie Knoblauch hacken und in einem Topf in Öl anbraten.

Das Gemüse klein würfeln und kurz mitanbraten lassen. Anschließend die passierten Tomaten hinzugeben und alles aufkochen lassen. Salzen, pfeffern und ca. 10 Minuten zugedeckt köcheln lassen.

Kidneybohnen und Kichererbsen zum Gemüse in die Pfanne geben und weitere 5 Minuten mitköcheln lassen. Mit Chilipulver abschmecken.

TIPP: Chili kann man gut auf Vorrat kochen und einfrieren, sodass man schnell ein Fertiggericht zur Hand hat.
Als Beilage eignet sich Vollkorngebäck.

ZUCCHINISPAGHETTI MIT RUCOLA PESTO

Zutaten für 2 Portionen:

- 500 g Zucchini
- 40 g Rucola
- 50 ml Olivenöl
- 30 g Walnüsse
- 1 Knoblauchzehe
- Zitronensaft
- Salz
- 10 Cocktailtomaten

Zubereitung:

Olivenöl, Walnüsse, Knoblauch, Zitronensaft, etwas Salz und die Hälfte des Rucola mit einem Mörser zu einem Pesto verarbeiten. Tomaten halbieren.

Die Zucchini mit einem Spiralschneider zu Spaghetti verarbeiten und in einer Pfanne anbraten. Mit dem restlichen Rucola vermengen, mit dem Pesto marinieren und mit den Cocktailtomaten dekorieren.

SÜSSE HAUPTSPEISEN

FRUCHTIGER VANILLE-TOPFENAUFLAUF

Zutaten für 1 Portion:

- 250 g Topfen/Quark
- 1 Ei
- 80 g Beeren, gemischt
- ½ Pkg. Puddingpulver Vanille
- 15 g Zucker
- Bio-Zitronenschale, gerieben

Zubereitung:

Backrohr auf 180° C Umluft vorheizen. Topfen mit Ei, Puddingpulver, Zucker und Zitronenschale verrühren. Zuletzt die Beeren unterheben.

Eine kleine Auflaufform einfetten und die Topfenmasse einfüllen. Etwa 40 Minuten backen. Wenn der Auflauf gegen Ende der Backzeit zu dunkel wird, mit Alufolie bedecken.

GEBACKENE MOHN-COUSCOUS-SCHNITTEN

Zutaten für 2 Portionen:

- 100 g Vollkorncouscous
- 200 ml Milch
- 100 ml Wasser
- 40 g Mohn
- 2 Eier
- 30 g Zucker
- 200 g Topfen/Quark
- 1 TL Vanilleextrakt
- Bio-Zitronenschale, gerieben

Zubereitung:

Milch und Wasser in einem Topf erhitzen und Couscous einrühren. Von der Herdplatte nehmen und ca. 5 Minuten beiseitestellen.

Inzwischen Eier, Zucker, Mohn, Zitronenschale und Vanilleextrakt miteinander verrühren. Die Masse in den Couscous hineinrühren. Zuletzt den Topfen unterheben.

Die Masse in eine ofenfeste Form füllen und bei 175° C Umluft ca. 35–40 Minuten backen.

TIPP: Mit einem Pflaumenröster oder anderem Kompott servieren.

GRIESSAUFLAUF MIT WEICHSELN

Zutaten für 4 Portionen:

- 750 ml Milch
- ½ TL Vanilleextrakt
- 1 Prise Salz
- 3 EL Zucker
- ½ TL Bio-Zitronenschale, gerieben
- 140 g Grieß
- 350 g Weichseln, abgetropft (Glas)
- 1 EL Butter für die Form
- 4 Eier
- 400 g Topfen/Quark
- evtl. 1 EL Staubzucker/Puderzucker

Zubereitung:

Milch in einen Topf geben und erhitzen. Vanilleextrakt, Salz, Zucker und Zitronenschale zur Milch geben und aufkochen.

Wenn die Milch kocht, Grieß mit einem Schneebesen einrühren und eine Minute unter Rühren köcheln lassen. Grießbrei vom Herd nehmen und ohne Deckel etwa 10 Minuten abkühlen lassen.

In der Zwischenzeit Weichseln in einem Sieb abtropfen lassen (Saft bei Bedarf auffangen und anderweitig verwenden). Auflaufform mit der Butter einfetten. Eier und Topfen in eine Rührschüssel geben und verrühren. Grießbrei portionsweise einrühren.

Hälfte der Grieß-Topfen-Masse einfüllen und die Hälfte der Weichseln darauf verteilen. Restliche Grieß-Topfen-Masse darübergeben, glattstreichen und übrige Weichseln darüberstreuen. Grießauflauf im vorgeheizten Backofen bei 180° C Ober-/Unterhitze (Umluft 160° C) 30–40 Minuten goldbraun backen.

Grießauflauf herausnehmen und nach Bedarf mit Staubzucker bestreuen. Warm oder kalt genießen.

VOLLKORNPFANNKUCHEN MIT QUARK-NUSS-FÜLLUNG

Zutaten für 4 Portionen:

- 120 g Vollkorndinkelmehl
- 250 ml Milch
- 2 Eier

Für die Füllung:

- 150 g Topfen/Quark
- 50 g Haselnüsse
- 10 g Butter, flüssig
- 10 g Zucker
- Bio-Zitronenschale, gerieben
- 1 TL Zitronensaft

Zubereitung:

Mehl, Eier und Milch miteinander verquirlen. Eine Pfanne erhitzen und 4 Pfannkuchen ausbacken. Alle Zutaten für die Fülle miteinander vermengen und die Pfannkuchen damit füllen. Einrollen und im Backrohr bei 150° C Umluft ca. 5–10 Minuten wärmen.

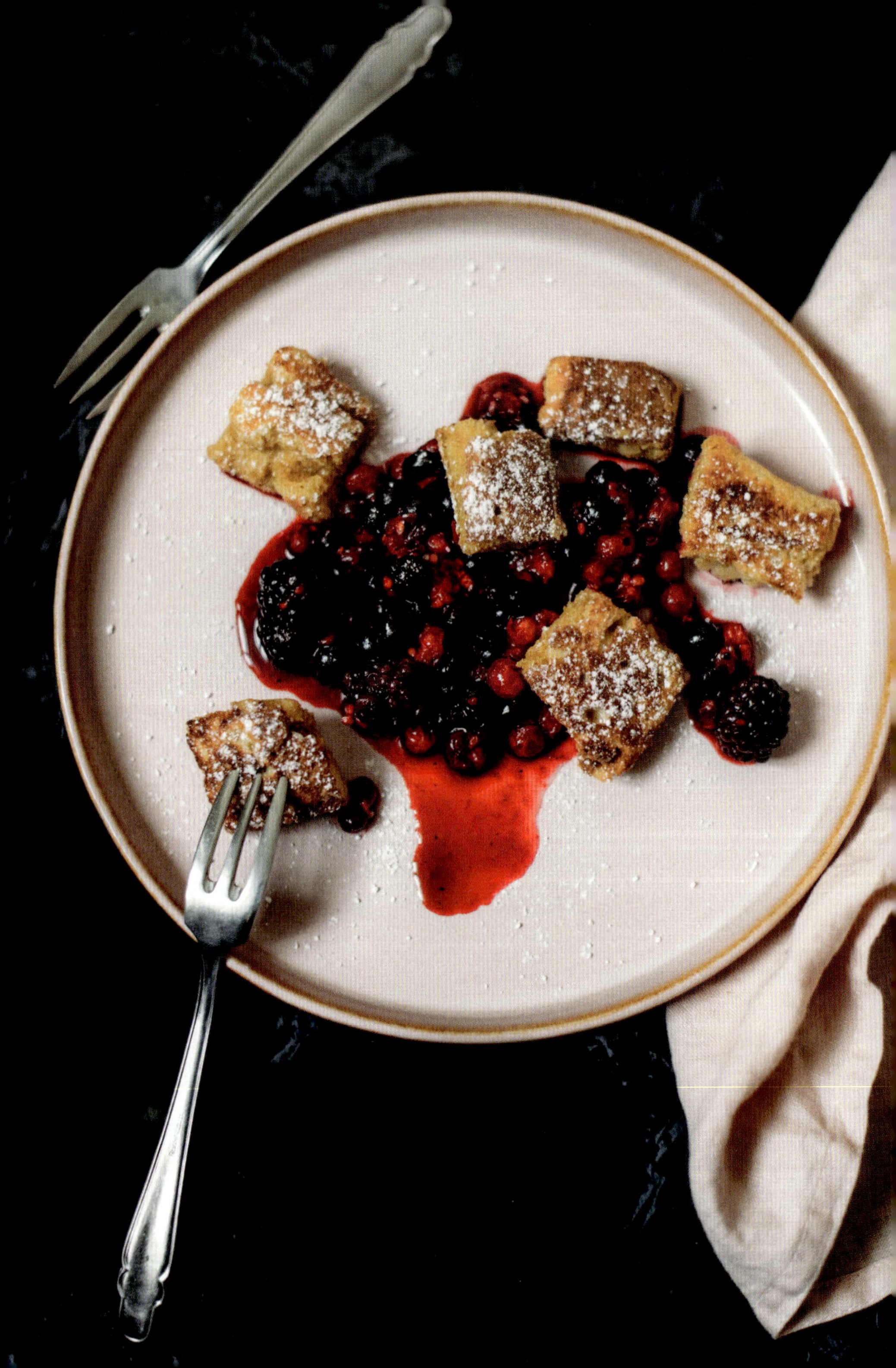

JOGHURTSCHMARRN MIT WALDBEEREN

Zutaten für 2 Portionen:

- 250 ml Joghurt
- 4 Eier
- 80 g Vollkornweizenmehl
- 80 g Mehl, glatt
- Zimt
- Salz
- 30 g Zucker
- 300 g Beeren, gemischt
- 1 EL Rapsöl

Zubereitung:

Für das Kompott Beeren zusammen mit etwas Wasser und Zimt in einen Topf geben und aufkochen lassen.

Eier trennen. Joghurt, Eigelb, Mehl, Zimt und etwas Salz zu einem glatten Teig verarbeiten. Das Eiklar mit dem Zucker zu Schnee schlagen und diesen unter den Teig heben. Etwas Öl in einer Pfanne erhitzen und den Teig auf beiden Seiten ausbacken. Mit dem Pfannenwender in Stücke zerteilen und fertig backen. Auf zwei Teller aufteilen und mit dem lauwarmen Kompott servieren.

DESSERTS & SÜSSES

AVOCADO-SCHOKO-CREME

Zutaten für 2 Portionen:

1 sehr reife Avocado
3–4 TL Backkakao
2 TL Zucker
1 Vanilleschote
40 g Mandelsplitter

Zubereitung:
Mark der Vanilleschote mit einem Messer herauskratzen. Alle Zutaten bis auf die Mandelsplitter in einen Mixer geben und cremig schlagen. Das Mus mit Mandelsplittern bestreuen und servieren.

ROTE-BETE-BROWNIES

Zutaten für 12 Portionen:

500 g rote Bete/ rote Rüben, gekocht
250 g Butter
200 g Zartbitterschokolade
100 g Dinkelvollkornmehl
1 Pkg. Vanillezucker
½ Pkg. Backpulver
70 g Backkakao
150 g Zucker
3 Eier

Zubereitung:
Das Backrohr auf 180° C Ober-/Unterhitze vorheizen und ein kleines Backblech mit Backpapier auslegen.

Die roten Bete pürieren und beiseitestellen. Nun die Butter in einem Topf am Herd zusammen mit der Schokolade auf kleiner Flamme schmelzen lassen.

Währenddessen die trockenen Zutaten (Mehl, Vanillezucker, Kakaopulver, Backpulver, Zucker) mischen. Sobald die Butter-Schokolade-Mischung nur mehr lauwarm ist, zuerst die Eier einrühren, dann die trockenen Zutaten und schließlich die roten Bete untermischen.

Teig auf dem Backblech verteilen und für ca. 45 Minuten backen.

FROZEN JOGHURT

Zutaten für 4 Portionen:

300 g griechischer Joghurt
1 EL Zitronensaft
100 g Beeren nach Wahl (z. B. Himbeeren, Erdbeeren, Heidelbeeren)

Zubereitung:
Griechischen Joghurt mit Zitronensaft in einer Schüssel vermengen. Die Beeren waschen, ein paar beiseitelegen und den restlichen Großteil mit dem Joghurt-Zitronengemisch in einem Mixer pürieren.

Stieleisformen vorbereiten und den Boden mit der Joghurtmasse bedecken. Die ganzen Beeren dazugeben und das restliche Joghurt hineinfüllen. Einige Stunden durchfrieren lassen.

GRANATAPFEL-SPEKULATIUS-CREME

Zutaten für 4 Portionen:

- 2 Granatäpfel
- 200 g Gewürzspekulatius
- 250 g Topfen/Quark
- 150 ml Milch
- 150 g Frischkäse, natur
- 1 Eigelb
- 1 Vanilleschote
- Zimt
- Minze zum Garnieren

Zubereitung:

Granatapfel mit einem großen Messer halbieren und Kerne herauslösen. Granatapfelkerne in einem großen Sieb abtropfen lassen, den Saft in einem Behälter auffangen.

Gewürzspekulatius in einen Gefrierbeutel geben, verschließen und mit einem Nudelholz feinkrümelig walzen. Topfen, Frischkäse, Milch, Eigelb, Mark einer Vanilleschote, etwas Zimt und den aufgefangenen Granatapfelsaft in einer großen Schüssel mit dem Handrührgerät zu einer Creme aufschlagen. Danach ca. 10 Minuten abgedeckt kaltstellen.

In Dessertgläser abwechselnd Spekulatiuskrümel und Topfencreme schichten und zuletzt mit Granatapfelkernen belegen. Fertig gefüllte Dessertgläser kaltstellen und vor dem Servieren mit frischer Minze garnieren.

WEICHSELSTRUDEL

Zutaten:

- 200 g Mehl
- 20 ml Öl
- 120 ml Wasser
- 1 Prise Salz
- 250 g Weichseln, abgetropft (Glas)
- 1 Ei
- 20 g Staubzucker/Puderzucker
- Zimt
- Bio-Zitronenschale
- 20 g Kristallzucker
- 10 g Mehl
- 50 g Haselnüsse, gerieben
- 40 g Butter, flüssig
- Staubzucker/Puderzucker als Garnitur

Zubereitung:

Für den Strudelteig Mehl mit Wasser, Salz und Öl verkneten. Teig zu einer Kugel formen, mit Öl bestreichen und zugedeckt an einem warmen Ort rasten lassen.

Das Ei trennen. Eigelb mit Staubzucker, Zimt und Zitronenschale schaumig rühren.

Eiklar mit der Hälfte des Kristallzuckers zu Schnee schlagen und unter die Eigelbmasse heben. Dann Mehl und die Hälfte der geriebenen Haselnüsse locker einmengen.

Den Teig auf einem befeuchteten Tuch ausziehen und mit flüssiger Butter bestreichen. Die Nussfülle auf der Teigfläche verteilen. Anschließend entsteinte Weichseln darauflegen. Verbleibende Haselnüsse und Kristallzucker vermischen und darüberstreuen.

Strudel aufrollen. Mit flüssiger Butter bestreichen und im vorgeheizten Backofen bei 200°C Ober-/Unterhitze etwa 35–40 Minuten backen.

TIPP: Strudelteig erfordert Backerfahrung. Teige aus dem Kühlregal sind für Backneulinge somit eine praktische Alternative.

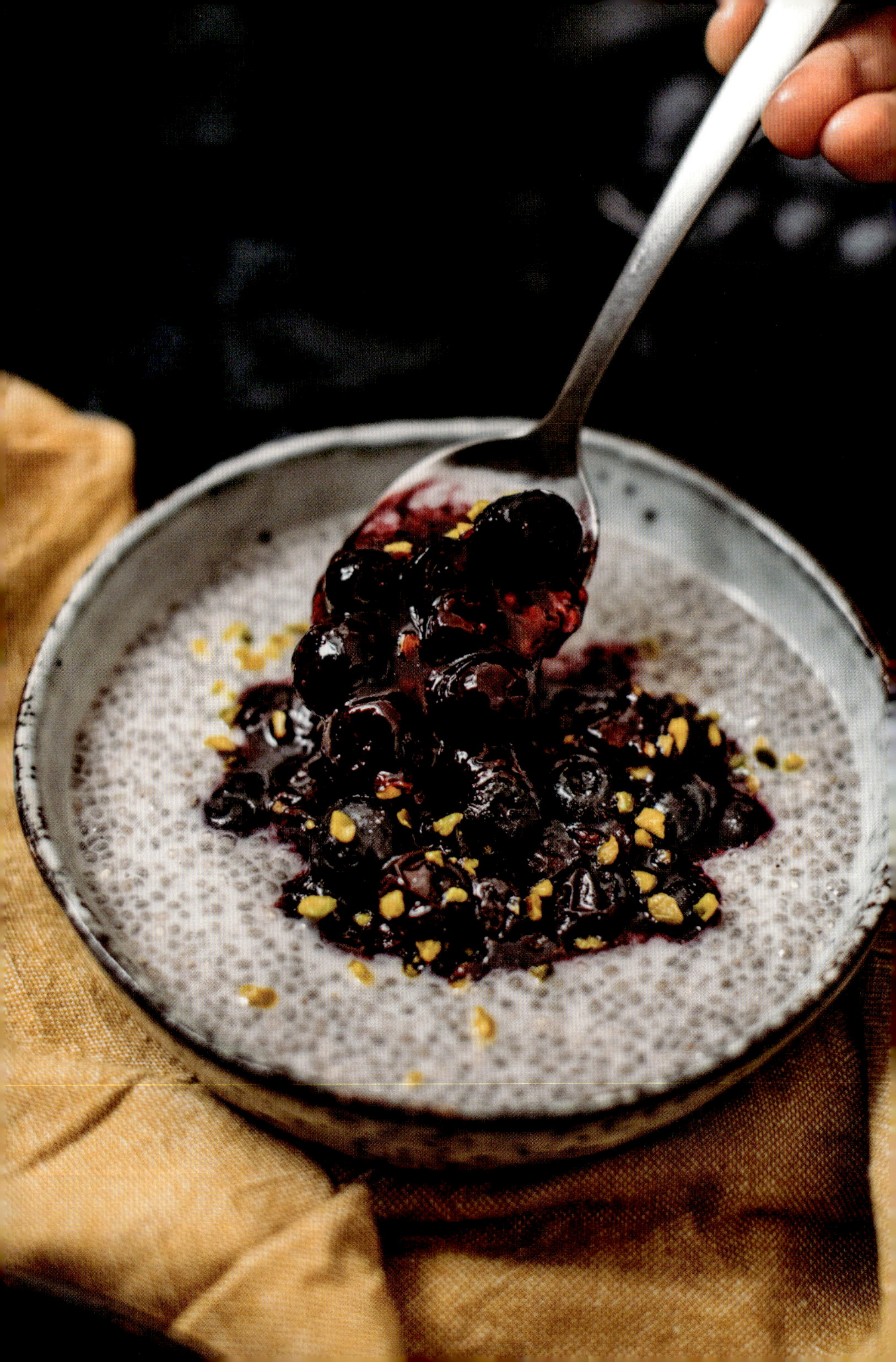

KOKOS-CHIA-PUDDING MIT HEIDELBEERKOMPOTT

Zutaten für 4 Portionen:

- 400 ml Kokosmilch
- 1 Bio-Limette
- 1 Vanilleschote
- 50 g Zucker
- 1 Prise Salz
- ½ TL Anis, gemahlen
- ½ TL Zimt
- 50 g Chiasamen
- 200 g Heidelbeeren
- 1 EL Zucker
- 1 TL Ingwer, gemahlen
- 2 EL Wasser
- 25 g Pistazien

Zubereitung:

Limettenschale abreiben. Limette halbieren und auspressen. Vanilleschote der Länge nach aufschneiden und Mark mit dem Messerrücken herauskratzen. Pistazien grob hacken.

Kokosmilch mit Limettenschale und -saft, Vanille, Zucker, Anis, Zimt und 1 Prise Salz mixen. Chiasamen unterrühren und 10 Minuten quellen lassen. Diese Mischung durchrühren und 1 Stunde kaltstellen.

Für das Kompott Heidelbeeren mit Zucker, gemahlenem Ingwer und Wasser aufkochen. Hitze reduzieren und 10 Minuten unter Rühren köcheln lassen, auskühlen lassen.

Chiapudding durchrühren, Kompott darauf verteilen und mit gehackten Pistazien garnieren.

JOGHURT MIT WEICHSELN UND KARAMELLISIERTEN MANDELN

Zutaten für 4 Portionen:

- 500 g Weichseln
- 1 Bio-Zitrone
- 2 EL Vanillezucker
- ½ Zimtstange
- 200 ml Weichselsaft
- 100 g Mandeln, geschält
- 50 g Zucker
- 400 g griechischer Joghurt

Zubereitung:

Die Weichseln waschen und entsteinen. Die Schale der Zitrone mit dem Vanillezucker, der Zimtstange und dem Weichselsaft aufkochen lassen. Die Weichseln zugeben und etwa 5 Minuten mitkochen lassen. Vom Herd nehmen und auskühlen lassen. Die Zitronenschale und die Zimtstange entfernen.

Inzwischen 50 ml Wasser in einer Pfanne zum Kochen bringen und den Zucker darin lösen. Anschließend Mandeln zugeben und durchgehend rühren, damit der Zucker nicht anbrennt. Sobald eine hellbrauen Farbe entsteht, die karamellisierten Mandeln aus der Pfanne nehmen.

Die Weichselmasse auf 4 Gläser aufteilen, dann den Joghurt darübergeben und zum Schluss mit den Mandeln bedecken.

KÜRBISKUCHEN

Zutaten für 1 Kuchen (10 Portionen):

- 200 g Dinkelmehl
- 100 g Vollkornmehl
- 1 ½ TL Backpulver
- 1 Prise Salz
- 2 TL Zimt
- ½ TL Nelken, gemahlen
- ½ TL Anis, gemahlen
- 240 g Kürbispüree
- 140 g Zucker
- 160 ml Rapsöl
- 175 ml Haferdrink

Zubereitung:

Backrohr auf 180° C Ober-/Unterhitze vorheizen. Kuchenform einfetten und bemehlen.

Mehl, Backpulver, Salz, Zimt, Anis und Nelkenpulver vermischen. In einer zweiten Schüssel Kürbispüree mit Zucker, Öl und Haferdrink verrühren.

Flüssige Zutaten mit den trockenen vermengen. Teig in die Form gießen und für 35–40 Minuten backen.

ZUCCHINIKUCHEN

Zutaten für 1 Kuchen (10 Portionen):

- 4 Eier
- 1 Pkg. Vanillezucker
- Zimt
- 2 Tassen Kristallzucker
- 250 ml Rapsöl
- 2 Tassen Zucchini, geraspelt
- 1 Tasse Nüsse, gerieben
- 3 Tassen Mehl
- 1 Pkg. Backpulver
- Aprikosenmarmelade
- Kokosraspel

Zubereitung:

Backofen auf 175° C Umluft vorheizen.

Eier, Vanillezucker, Zimt und Kristallzucker schaumig rühren. Anschließend Öl, Zucchini und Nüsse zugeben. Mehl und Backpulver vermengen und unter den Zucchiniteig heben.

Den Teig auf ein Backblech streichen und ca. 35 Minuten backen.

Nach dem Abkühlen mit Marmelade bestreichen und mit Kokosraspeln bestreuen.

TIPP: Alternativ kann der Kuchen auch mit Schokolade überzogen werden.

NUSSKEKSE

Zutaten für 8 Stück:

- 25 g Leinsamen, geschrotet
- 4 EL Wasser
- 50 g Mandelmus
- 60 g Nüsse, gerieben
- 40 g Haferflocken, gemahlen
- 1 TL Backpulver
- 1 TL Vanilleextrakt
- ½ TL Rapsöl
- 30 g Zucker
- 20 g Schokolade, gehackt
- Ca. 30 ml Haferdrink

Zubereitung:

Den Backofen auf 175° C Umluft vorheizen und ein Backblech mit Backpapier auslegen.

Für die Herstellung der Leinsameneier Leinsamen und Wasser in eine kleine Schüssel geben, vermengen und 5 Minuten beiseitestellen.

Alle trockenen Zutaten für die Kekse in eine Schüssel geben und mit einem Schneebesen vermischen. Die feuchten Zutaten dazugeben und alles gut durchmischen. Wenn der Teig zu trocken erscheint, noch etwas Haferdrink hinzufügen.

Etwa einen gehäuften Esslöffel des Teigs in die Handinnenfläche geben und zu einer Kugel formen. Die Teigbällchen auf das Backblech legen. Jede Teigkugel vorsichtig nach unten drücken. Die Kekse ca. 15 Minuten im Ofen backen.

TIPP: Die Kekse bleiben im Kühlschrank 3 Tage lang frisch. Sie können leicht abgewandelt werden, indem statt Mandelmus z. B. Haselnussmus oder andere geriebene Nüsse verwendet werden. Statt den Leinsamen können auch Chiasamen verwendet oder die Samen generell durch eine halbe Banane ersetzt werden.

QUINOAKUCHEN

Zutaten für 1 Kuchen (12 Portionen):

- 120 g Quinoa gepufft
- 600 g Weichseln, abgetropft (Glas)
- 5 Eier
- 1 EL Zitronensaft
- 120 ml Sonnenblumenöl
- 4 EL Weichselsaft
- 150 g Mandeln, gemahlen
- 150 g Buchweizenmehl

Zubereitung:

Weichseln abtropfen lassen. Eier trennen. Eiweiße mit Zitronensaft steif schlagen. Eigelbe mit Öl und Saft verrühren. Mandeln, Quinoa und Buchweizenmehl untermengen. Anschließend den Eischnee unterheben.

Teig auf einem mit Backpapier belegten Blech glatt verstreichen. Weichseln darauf verteilen und im vorgeheizten Backofen bei 180° C Umluft 35 Minuten backen. Anschließend aus dem Ofen nehmen und in Stücke schneiden.

TIPP: Dieser Kuchen ist durch die Verwendung von Buchweizenmehl glutenfrei und somit geeignet bei Zöliakie. Es kann jedoch auch herkömmliches Weizen- oder Dinkelmehl verwendet werden.

BOHNENMUFFINS

Zutaten für 12 Muffins:

- 350 g weiße Bohnen, abgetropft (Dose)
- 150 ml Milch
- 3 Eier
- 75 g Backkakao
- 45 g Dinkelvollkornmehl
- 120 g Zucker
- 3 TL Backpulver

Zubereitung:

Bohnen in einem Sieb gut abtropfen lassen, danach mit der Milch und den Eiern zusammen mit einem Pürierstab fein pürieren.

Das Backrohr auf 175° C Umluft vorheizen.

Die trockenen Zutaten mit einem Schneebesen in einer Rührschüssel vermengen. Bohnenmasse in die Rührschüssel dazugeben und alles gut vermischen.

Muffinblech mit Papierförmchen auskleiden oder mit einer Silikonform arbeiten. Den Teig in die Förmchen füllen und 20–22 Minuten backen.

Abkühlen lassen und genießen.

SCHOKO-CHIA-PUDDING

Zutaten für 4 Portionen:

- 20 g Chiasamen
- 10 g Kakaopulver
- 240 ml Milch
- 50 g Topfen/Quark
- 1 TL Zucker
- 1 EL Kokosraspel
- 120 g Beeren, gemischt

Zubereitung:

Alle Zutaten mit einem Mixer cremig mischen und auf 4 Schalen aufteilen. Mit Kokos und Beeren bestreuen.

WEICHSEL-JOGHURT-EIS

Zutaten für 10 Portionen:

- 250 g Weichseln, abgetropft
- ½ Zitrone
- 500 g Joghurt
- 150 ml Schlagsahne/Schlagobers
- 50 g Zucker

Zubereitung:

Weichseln abtropfen lassen und kleinschneiden. Saft der Zitrone auspressen und mit Zucker und Joghurt verrühren.

Sahne steif schlagen und unterheben. Die Masse auf 10 Eisförmchen verteilen und etwa 1 Stunde anfrieren lassen.

Eisstiele einstecken und weitere 2 Stunden durchgefrieren lassen.

SCHOKO-SÜSSKARTOFFEL-MOUSSE

Zutaten für 4 Portionen:

- 500 g Süßkartoffeln
- 180 g Datteln, entsteint
- 200 ml Kokosmilch
- 50 g Kakaopulver
- 2 TL Ahornsirup
- 1 Vanilleschote
- 1 TL Kakaopulver

Zubereitung:

Die Datteln in heißem Wasser 10 Minuten einweichen.

Die Süßkartoffeln schälen, würfeln und in der Mikrowelle 2 Minuten lang bei voller Stufe erhitzen (bis sie gar sind, mit einer Gabel eine Stichprobe machen). Die Süßkartoffelwürfel zerstampfen und abkühlen lassen.

Alle Zutaten cremig mixen und auf 4 Schälchen aufteilen. Mit etwas Kakao bestreuen und sofort servieren.

QUARK-WEICHSEL-TORTE

Zutaten für 1 Torte (12 Portionen):

Für den Teig:

- 150 g Mehl
- 100 g Butter, kalt
- 50 g Staubzucker/Puderzucker
- 1 Prise Salz
- 1 Eigelb

Für die Füllung:

- 400 g Weichseln
- 500 g Topfen/Quark
- 250 g Sauerrahm/saure Sahne
- 100 g Butter
- 100 g Staubzucker/Puderzucker
- 2 Eier
- 50 g Maisstärke
- 25 ml Zitronensaft
- Staubzucker/Puderzucker zum Bestreuen

Zubereitung:

Mehl, Butter, Staubzucker, Salz und Eigelb rasch zu einem Mürbteig verarbeiten. Den Teig in eine Folie wickeln und eine halbe Stunde rasten lassen.

Backrohr auf 200° C Umluft vorheizen.

Für die Fülle Butter, Staubzucker und Eier zu einem schaumigen Butterabtrieb aufschlagen. Quark und Sauerrahm verrühren und unter den Butterabtrieb mischen. Die Maisstärke in die Masse sieben und den Zitronensaft vorsichtig unterrühren.

Zwei Drittel des Teiges auf die Größe des Tortenbodens ausrollen und in die Springform legen. Den Teigboden im Rohr hellbraun backen, herausnehmen und etwas abkühlen lassen.

Mit dem restlichen Teig den Tortenrand auskleiden.

Die Quarkfülle einfüllen und die entsteinten Weichseln darauf verteilen. Die Torte wieder in das Backrohr schieben und bei 180° C ca. 40 Minuten fertigbacken. Herausnehmen, abkühlen lassen und mit Staubzucker bestreut servieren.

QUARK-HEIDELBEERCREME

Zutaten für 4 Portionen:

- 250 g Topfen/Quark
- 150 g griechischer Joghurt
- 1 Vanilleschote
- 200 g Heidelbeeren
- 1 EL Zucker
- 1 Prise Zimt
- Minze

Zubereitung:
Beeren waschen und abtropfen lassen. Die Hälfte der Heidelbeeren pürieren und Zimt dazugeben. Quark mit Joghurt, Zucker, dem Mark der Vanilleschote und eventuell etwas Wasser glattrühren. Die nicht pürierten Beeren mit der Quarkmischung vermengen und auf vier Gläser aufteilen. Die pürierten Beeren darübergießen, mit je einem Minzblatt dekorieren und servieren.

VANILLE-ZIMT-CREME MIT HIMBEEREN

Zutaten für 2 Portionen:

- 200 g Himbeeren
- 450 g Joghurt
- 1 Vanilleschote
- Zimt
- 4 Vollkornbiskotten (Löffelbiskuit)
- 2 Blätter Minze
- Himbeeren zum Belegen

Zubereitung:
Himbeeren waschen und auf zwei Gläser aufteilen. Wenn tiefgekühlte Beeren verwendet werden, die Beeren auftauen und abtropfen lassen.

Die Hälfte des Joghurts mit dem Mark der Vanilleschote vermischen, die andere Hälfte mit Zimt. Das Zimtjoghurt auf die Himbeeren geben, anschließend die Biskotten und zum Schluss die Vanille-Joghurt-Mischung.

Mit ein paar Himbeeren und je einem Blatt Minze belegen.

BROWNIES MIT HASELNUSSMUS

Zutaten für 12 Brownies:

- 200 g Haselnussmus
- 250 ml Milch
- 120 g Haferflocken, gemahlen
- 3 EL Zucker
- 4 EL Backkakao
- 2 TL Natron
- Salz

Zubereitung:
Den Backofen auf 180° C Umluft vorheizen. Alle Zutaten in einen Mixer geben und gut durchmixen. Den Teig in eine mit Backpapier ausgelegte Form mit 20×20 cm füllen und ca. 25 Minuten backen. Anschließend auf einem Gitter abkühlen lassen, in 12 Stücke schneiden und servieren.

WEICHSEL-ORANGEN-MUFFINS

Zutaten für 10 Muffins:

- 300 g Weichseln
- 1 Bio-Orange
- 120 g Butter
- 1 Prise Salz
- 80 g Zucker
- 1 Prise Zimt
- 1 Pkg. Vanillezucker
- 2 Eier
- 200 g Vollkornweizenmehl
- 1 Pkg. Backpulver

Zubereitung:

Die Weichseln waschen, abtropfen lassen und entsteinen. Die Orange heiß abwaschen und trockenreiben. Die Hälfte der Orangenschale dünn abreiben. Die Orange halbieren und auspressen. Abgeriebene Orangenschale, Butter, Salz, Zimt, Vanillezucker und Zucker in eine Rührschüssel geben und mit dem Handmixer schaumig rühren.

Eier einzeln dazuschlagen und unterrühren. Mehl und Backpulver in einer Schüssel mischen und ebenfalls unter die Zucker-Butter-Mischung rühren. 5 EL Orangensaft und die Weichseln unterheben.

Die Masse auf 10 Muffinförmchen verteilen. Im vorgeheizten Backofen auf der mittleren Schiene bei 200° C Ober-/Unterhitze (Umluft: 180° C) etwa 22–25 Minuten backen.

WEICHSEL-SCHOKO-TÖRTCHEN IM GLAS

Zutaten für 8 Portionen:

- 500 ml Schlagsahne/Schlagobers
- 150 g Zartbitterschokolade/Kuvertüre
- 500 g Weichseln, abgetropft
- 150 ml Weichselsaft
- 100 g Mehl, glatt
- 100 g Staubzucker/Puderzucker
- 80 g Butter, flüssig
- 4 Eier
- 20 g Backkakao
- 1 Prise Salz
- 1 Pkg. Vanillezucker

Zubereitung:

Für die Schokoladencreme Sahne aufkochen, kleingehackte Kuvertüre zugeben und darin auflösen. Masse mit einem Stabmixer kurz pürieren, abkühlen lassen und zugedeckt über Nacht in den Kühlschrank stellen.

Backrohr auf 200° C Ober-/Unterhitze vorheizen.

Eier mit Salz, Staubzucker und Vanillezucker etwa zehn Minuten dickcremig schlagen. Mehl mit Kakao versieben. Mehlmischung und flüssige Butter unter die Ei-Zucker-Mischung heben.

Masse gleichmäßig dünn auf ein mit Backpapier ausgelegtes Blech streichen und im Rohr 10 Minuten backen. Herausnehmen und auskühlen lassen.

Aus dem Biskuit sechzehn runde Scheiben ausstechen.

Schokocreme leicht cremig aufschlagen und in einen Spritzbeutel füllen.

In acht Gläser zuerst etwas Creme dressieren, dann die Biskuitscheiben darauflegen, entsteinte Weichseln mit etwas Saft darübergeben. Noch einmal Creme, Biskuit und Weichseln darüberschichten. Das Dessert kalt servieren.

ERDBEERTIRAMISU

Zutaten für 8 Portionen:

- 500 g Qimiq
- 250 g Topfen/Quark
- 500 g Erdbeeren
- 150 g Vollkornbiskotten (Löffelbiskuit)
- 1 Zitrone, gepresst
- ½ Bio-Zitrone, Schale
- 4 Pkg. Vanillezucker
- 150 ml Orangensaft
- Kakaopulver

Zubereitung:

Qimiq, Topfen, 250 g gewürfelte Erdbeeren, Vanillezucker, Zitronensaft und Zitronenschale pürieren. Biskotten in Stücke brechen und auf 8 Gläser aufteilen. Mit Orangensaft tränken. Eine Schicht Erdbeercreme auf die Biskotten geben.

Die restlichen Erdbeeren in Scheiben schneiden und einen Teil als nächste Schicht darüberlegen. Erneut je eine Schicht getränkte Biskotten, Creme und in Scheiben geschnittene Erdbeeren darauflegen. Den Abschluss bildet die Creme. Mit Kakaopulver bestreuen.

Einige Stunden kühl stellen.

KLEINES KÜCHENLEXIKON

Amaranth	Pseudogetreide aus Südamerika, glutenfreie und nährstoffreiche Getreidealternative
Ahornsirup	Eingedickter Saft des Zuckerahorns, Süßungsmittel aus USA und Kanada
Biskotte	Löffelbiskuit
Crushed Ice	Zerkleinerte Eiswürfel
Ebly	Zartweizen
Eigelb	Dotter
Eiklar	Eiweiß
Feta	Schafskäse
Fleckerl	Kleine, quadratische Teigwaren
Germ	Hefe
Heidelbeeren	Blaubeeren
Hüttenkäse	Frischkäsesorte, auch Cottage Cheese genannt
Kraut	Weißkohl
Lauch	Porree
Marmelade	Konfitüre
Marille	Aprikose
Melanzani	Aubergine
Obers	Sahne
Overnight Oats	Frühstück aus Haferflocken mit anderen Zutaten, die über Nacht eingeweicht werden
Palatschinken	Pfannkuchen
Polenta	Maisgrieß
Quinoa	Pseudogetreide aus Südamerika, proteinreich und glutenfrei
Ricotta	Frischkäse
Rote Rüben	Rote Bete
Sauerrahm	Saure Sahne
Schlagobers	Schlagsahne
Skyr	Milchprodukt, vergleichbar mit magerem Frischkäse
Staubzucker	Puderzucker

Tahini	Sesammus
Topfen	Quark
Tortilla	Dünner Teigfladen
Vogerlsalat	Feldsalat
Weichseln	Sauerkirschen
Wrap	Gefüllte Tortilla

ABKÜRZUNGEN

bzw.	beziehungsweise
bspw.	beispielsweise
ca.	circa
dl	Deziliter
EL	Esslöffel
etc.	et cetera
evtl.	eventuell
g	Gramm
kg	Kilogramm
kl.	klein
l	Liter
mg	Milligramm
Min	Minuten
Msp.	Messerspitze
Pkg.	Packung
Std.	Stunde/n
Stk.	Stück
TL	Teelöffel
z. B.	zum Beispiel
°C	Grad Celsius

REZEPTVERZEICHNIS

Getränke

Frühstück

Zwischenmahlzeiten & Vorspeisen

Suppen

Salate

Hauptspeisen mit Fleisch

Hauptspeisen mit Fisch

Hauptspeisen vegetarisch

Hauptspeisen vegan

Süße Hauptspeisen

Desserts & Süßes

QUELLEN

Theorieteil

ÄrzteZeitung (2008): Fruchtzucker treibt die Harnsäure hoch. https://www.aerztezeitung.de/Medizin/Fruchtzucker-treibt-die-Harnsaeure-hoch-349916.html (10.09.2022).

Biesalski, Hans Konrad/Grimm, Peter/Nowitzki-Grimm, Susanne (52020): Taschenatlas Ernährung. Thieme.

Bundesinstitut für Risikobewertung (2009): Erhöhte Aufnahme von Fruktose ist für Diabetiker nicht empfehlenswert. https://www.bfr.bund.de/cm/343/erhoehte_aufnahme_von_fruktose_ist_fuer_diabetiker_nicht_empfehlenswert.pdf (20.11.2022).

Burstein, Camilla (2022): Was hilft bei Gicht? Risikofaktoren, Ablauf der Therapie und Tipps zur Selbsthilfe. https://www.deineapotheke.at/gesundheit/was-hilft-bei-gicht-5161 (20.04.2022).

Chen, Pei-En/ Liu, Chia-Yu/Chien, Wu-Hsiung/ Chien, Ching-Wen/Tung, Tao-Hsin (2019): Effectiveness of Cherries in Reducing Uric Acid and Gout: A Systematic Review. Evidence-Based Complementary and Alternative Medicine, Vol. 2019: 1–7.

Collins, Marcum W./Saag, Kenneth G./Singh Jasvinder A. (2019): Is there a role for cherries in the management of gout? Therapeutic Advances in Musculoskeletal Disease. 2019, Vol. 11: 1–16.

Deutsche Rheuma-Liga Bundesverband e.V (2020): Gicht. https://www.rheuma-liga.de/rheuma/krankheitsbilder/gicht (16.04.2022).

Deutsches Ärzteblatt (2014): Studie: Harnsäure kann metabolisches Syndrom auslösen. https://www.aerzteblatt.de/nachrichten/59705/Studie-Harnsaeure-kann-metabolisches-Syndrom-ausloesen (01.11.2022).

Die Ernährungs-Docs (2022): Gicht erkennen und behandeln. https://www.ndr.de/ratgeber/gesundheit/Gicht-erkennen-und-behandeln,gicht102.html (14.09.2022).

Die Ernährungs-Docs (2022): Richtig essen bei Gicht: Vorsicht mit Fruchtzucker. https://www.ndr.de/ratgeber/gesundheit/Ernaehrung-bei-Gicht-Vorsicht-mit-Fruchtzucker,gicht104.html (14.09.2022).

DocCheck Flexikon (2007): Lipolyse. https://flexikon.doccheck.com/de/Lipolyse (20.11.22).

Ecker, Nicole (2020): Heilpflanzen für Niere, Blase und Prostata. https://www.minimed.at/medizinische-themen/stoffwechsel-verdauung/heilpflanzen-niere-blase-prostata (14.09.2022).

Engel, Bettina/Prautzsch, Horst (2013): Akute Gicht in der hausärztlichen Versorgung. DEGAM S1 Handlungsempfehlung. Deutsche Gesellschaft für Allgemeinmedizin und Familienmedizin.

Fachgesellschaft für Ernährungstherapie und Prävention (2022): Hyperurikämie und Gicht – Krankheitsbild und Ernährungstherapie. https://fet-ev.eu/hyperurikaemie-gicht-ernaehrungstherapie/ (20.04.2022).

Feffer-Holik, Silvia (2019): Gicht (Arthritis urica). https://www.minimed.at/medizinische-themen/stoffwechsel-verdauung/gicht/ (20.04.2022).

Fachgesellschaft für Ernährungstherapie und Prävention (2022): Kaffee und Koffein – Rolle in der täglichen Ernährung. https://fet-ev.eu/kaffee-koffein (14.09.2022).

Fortis, Irmgard/Kriehuber, Johanna/Kriehuber, Ernst (22015): Ernährung bei Gicht. Wilhelm Maudrich Verlag, Wien. S. 107–110.

Galan, Jens (2023): Medizinische Infos – erhöhte Harnsäurewerte. https://www.galan.info/medizinische-infos/ (19.01.2023).

Gaster, Claudia (2013): Wohlstandskrankheit Gicht. https://www.ugb.de/ernaehrungsberatung/gicht-ernaehrung/ (20.09.2022).

Institut AllergoSan Pharmazeutische Produkte Forschungs- und Vertriebs GmbH (2022): Gicht und Mikrobiom. Bauchgefühl 21, S. 14–17.

Jankl, Eva (2020): Ernährung bei Fructoseintoleranz. https://www.minimed.at/medizinische-themen/stoffwechsel-verdauung/ernaehrung-bei-fructoseintoleranz (10.09.2022).

Kaspar, Heinrich/Burghardt, Walter (122020): Ernährungsmedizin und Diätetik. Urban & Fischer.

Keyßer, Gernot/Dahm, Christina/Wendel, Christiane (2020): Die richtige Ernährung bei Rheuma. Deutsche Rheuma-Liga Bundesverband e. V., S. 12–13.

Mende, Anette (2016): Gicht. Fructose möglicher Auslöser. https://www.pharmazeutische-zeitung.de/ausgabe-432016/fructose-moeglicher-ausloeser/ (10.09.2022).

Méndez-Salazar, Eder Orlando/Martinez-Nava, Gabriela Angélica (2021): Uric acid extrarenal excretion: the gut microbiome as an evident yet understated factor in gout development. https://link.springer.com/article/10.1007/s00296-021-05007-x#citeas (10.11.2022).

Metternich, Kirsten (2014): Essen und Trinken bei Hyperurikämie und Gicht. Ernährungsumschau 4/2014, S. 13–16.

MSD Manual (2020): Gicht. https://www.msdmanuals.com/de/heim/knochen-,-gelenk-und-muskel-erkrankungen/gicht-und-arthritis-mit-kalziumphosphat-kristallablagerung/gicht (14.11.2022).

Neubauer, Sylvia (2019): Fructose. https://www.minimed.at/medizinische-themen/stoffwechsel-verdauung/fructose (10.09.2022).

Ning, Yaogui/Yang, Guomei/Yangchun, Chen/Zhao, Xue/Qian, Hongvan/Liu, Yuan/Chen, Shiiu/Shi, Guixiu (2020): Characteristics of the Urinary Microbiome From Patients With Gout: A Prospective Study. https://www.ncbi.nlm.nih.gov/pmc/articles/PMC7251145/ (10.11.2022).

Orfanos-Boeckel, Helena (2022): Nährstofftherapie. Orthomolekulare Medizin & Bioidentische Hormone: Mangel ausgleichen, Beschwerden lindern, Alterungsprozesse aufhalten. Trias.

Öffentliches Gesundheitsportal Österreich (2019): Gicht: Ursachen, Vorbeugung & Symptome. https://www.gesundheit.gv.at/krankheiten/koerper/gicht/ursache.html (20.04.2022).

Öffentliches Gesundheitsportal Österreich (2019): Gicht: Diagnose. https://www.gesundheit.gv.at/krankheiten/koerper/gicht/diagnose.html (20.04.2022).

Öffentliches Gesundheitsportal Österreich (2019): Gicht: Therapie. https://www.gesundheit.gv.at/krankheiten/koerper/gicht/therapie.html (20.04.2022).

Österreichische Gesundheitskasse (2021): Gicht – Purinarm essen. https://www.gesundheitskasse.at/cdscontent/?contentid=10007.878375&portal=oegkportal (14.11.22).

Pongratz, Reinhold/Machhold, Klaus/Nell-Duxneuner, Valerie/Pflugbeil, Stephan (42021): Rheuma. Das Chamäleon unter den Krankheiten. Band 7, S. 124–134. MedMedia Verlag und Mediaservice Ges. m. b. H.

Rheumaliga Schweiz (2022): Gicht. https://www.rheumaliga.ch/rheuma-von-a-z/gicht (10.09.2022).

Rheumaliga Schweiz. Gicht. Einblick in die Welt der Betroffenen. https://www.rheumaliga.ch/blog/2021/gicht-einblicke-in-die-welt-der-betroffenen (10.09.2022).

Schleip, Thilo (2020): Welche Süßungsmittel sind fructosefrei? https://fruhimi.de/2020/07/22/uebersicht-suessungsmittel-bei-fructoseintoleranz-2/ (30.11.2022) .

Schmiedel, Volker (42019): Nährstofftherapie. Orthomolekulare Medizin in Prävention, Diagnostik und Therapie. Georg Thieme Verlag KG.

Smollich, Martin (22022): Das große Praxisbuch Ernährungsmedizin. Gräfe und Unzer Verlag G. m. b. H.

Tausche, Anne-Kathrin/Jansen, Tim L./ Schröder, Hans-Egbert/Bornstein, Stefan R./Aringer, Martin/Müller-Ladne, Ulf (2009): Gicht – aktuelle Aspekte in Diagnostik und Therapie. Deutsches Ärzteblatt, Jg. 106 (34–35), S. 549–55.

Von Koerber, Karl/Leitzmann, Claus/ /Männle, Thomas (112004): Vollwert-Ernährung. Konzeption einer zeitgemäßen und nachhaltigen Ernährung. Karl F. Haug Verlag. S. 84–85.

Wikipedia (2022): Bioelektrische Impedanzanalyse. https://de.wikipedia.org/wiki/Bioelektrische_Impedanzanalyse (14.11.22).

Wikipedia (2022): Harnsäure. https://de.wikipedia.org/wiki/Harns%C3%A4ure (14.11.22).

Rezeptliteratur

BILLA frischgekocht kids (2022): Kichererbsen-Süßkartoffel-Eintopf mit Spinat. https://kids.billa.at/rezept/kichererbsen-suesskartoffel-eintopf-mit-spinat-BI-30539 (18.09.2022).

Brigitte (2019): Warmer Pasta-Salat mit geschmortem Gemüse. https://www.brigitte.de/rezepte/warmer-pasta-salat-mit-geschmortem-gemuese-11636260.html (20.09.2022).

Bundesministerium für Soziales, Gesundheit, Pflege und Konsumentenschutz (2022): Apfel-Karotten-Nuss-Aufstrich. https://www.gesundheit.gv.at/leben/ernaehrung/gesunde-rezepte/aufstriche/apfel-karotten-nuss-aufstrich.html (20.09.2022).

Bundesministerium für Soziales, Gesundheit, Pflege und Konsumentenschutz (2022): Zanderfilet mit Karotten und Petersilienjoghurt. https://www.gesundheit.gv.at/leben/ernaehrung/gesunde-rezepte/fisch-meeresfruechte/zanderfilet-karotten-petersilienjoghurt.html (20.09.2022).

Eatsmarter (2022): Joghurt-Eis mit Kirschen. https://eatsmarter.de/rezepte/joghurt-eis-mit-kirschen (20.10.22).

Eatsmarter (2022): Quarkauflauf mit Kirschen. https://eatsmarter.de/rezepte/quarkauflauf-mit-kirschen (20.10.2022).

Eatsmarter (2019): Quinoa-Kuchen mit Kirschen. https://eatsmarter.de/rezepte/quinoa-kuchen-mit-kirschen (20.10.2022).

Essen & Trinken (2014): Balsamico-Kirsch-Gnocchi. https://www.essen-und-trinken.de/rezepte/59586-rzpt-balsamico-kirsch-gnocchi (20.09.2022).

Gesundes Oberösterreich (2022): Fischfilet mit Zucchini und Kartoffelhaube. https://www.gesundes-oberoesterreich.at/196_DEU_HTML.htm (18.09.2022).

Gesundes Oberösterreich (2022): Putenröllchen mit Spinat-Parmesan-Fülle. https://www.gesundes-oberoesterreich.at/243_DEU_HTML.htm (18.09.2022).

Gesundheitsfonds Steiermark (2022): Sportler-Erbsensalat. https://www.gesundheitsfonds-steiermark.at/wp-content/uploads/2021/08/gmiasig_Rezeptkarte_Sportler-Erbsensalat.pdf (20.10.22).

Issgesund (2022): Dorschfilet mit Gemüse und Kräuterkartoffeln. https://www.issgesund.at/r/dorschfiletgemuese (20.09.2022).

Kilimann, Lisa (2022): Pumpernickel-Sandwich mit Süßkartoffeln und Ricotta. https://www.springlane.de/magazin/rezeptideen/pumpernickel-suesskartoffel-sandwich/ (20.09.2022).

Kittler, Martina (2021): Brokkoli-Linsen-Salat. https://www.ndr.de/ratgeber/kochen/rezepte/rezeptdb6_id-12544_broadcast-1530_station-ndrtv.html (10.10.2022).

Kochen & genießen (2017): Hähnchen-Limetten-Spieße. https://www.lecker.de/haehnchen-limetten-spiesse-74651.html (18.09.2022).

Kurier (2022): Gartenfrisch aus dem Kochsalon: Gemüse-Ingwer-Curry mit Frühkartoffeln. https://kurier.at/cm/gemuese/gartenfrisch-aus-dem-kochsalon-gemuese-ingwer-curry-mit-fruehkartoffeln/402121950 (27.02.2023).

Lecker.de (2022): Gemüsesuppe aus gerösteter Paprika. https://www.lecker.de/gemuesesuppe-aus-geroesteter-paprika-60648.html (15.12.2022).

Medicum Hamburg (2022): Kidneybohnen-Bratlinge. https://www.ndr.de/ratgeber/kochen/rezepte/rezeptdb6_id-13863_broadcast-1530_station-ndrtv.html (20.09.2022).

Mein kleiner Foodblog (2020): Sommersalat mit Knusperfeta. https://www.meinkleinerfoodblog.de/sommersalat-mit-knusperfeta/ (20.09.2022).

Servus (2022): Fröhlicher Kirschenstrudel. https://www.servus.com/r/froehlicher-kirschenstrudel (20.10.2022).

Servus (2022): Schwarzwälder Kirschtorte im Glas. https://www.servus.com/r/schwarzwaelder-kirschtorte-im-glas (20.10.2022).

Servus (2022): Topfen-Kirsch-Torte. https://www.servus.com/r/topfen-kirschen-torte (20.10.2022).

Silber, Tanja (2020): Auberginenröllchen mit Couscous. https://www.springlane.de/magazin/rezeptideen/auberginenroellchen/ (20.09.2022).

Steiner, Martina Karla (2022): Karotten-Krautfleckerl. https://www.klimakochbuch.at/Rezepte/Winter/Karotten-Krautfleckerl (20.09.2022).